齐鲁针灸医籍集成(校注版)
金元 I

张永臣　贾红玲　校注

科学出版社

北京

内 容 简 介

　　齐鲁针灸医籍集成（校注版）在全面系统地收集、整理山东省古今针灸医籍的基础上，加以分析、总结、提炼，从针灸理论、临床实用的角度，对针灸医籍进行简要点评。本册选取金元时期《十四经发挥》《难经本义》进行点校，并对较难理解的文字进行注释，以期对当今针灸在临床上的运用具有更高的借鉴意义。

　　本书可供中医院校师生、科研人员、临床医生和中医爱好者阅读参考。

图书在版编目(CIP)数据

　　齐鲁针灸医籍集成：校注版.金元.Ⅰ/张永臣,贾红玲校注.
—北京：科学出版社,2017.3
　　ISBN 978-7-03-052242-9

　　Ⅰ.①齐… Ⅱ.①张… ②贾… Ⅲ.①针灸学-中医典籍-汇编-中国-金代②针灸学-中医典籍-汇编-中国-元代 Ⅳ.①R245

　　中国版本图书馆 CIP 数据核字(2017)第 054883 号

责任编辑：朱　灵
责任印制：谭宏宇 / 封面设计：殷　靓

科学出版社 出版
北京东黄城根北街 16 号
邮政编码：100717
http://www.sciencep.com

南京展望文化发展有限公司排版
上海叶大印务发展有限公司印刷
科学出版社发行　各地新华书店经销

*

2017 年 3 月第　一　版　　开本：B5(720×1000)
2017 年 3 月第一次印刷　印张：10
字数：134 000

定价：50.00 元
（如有印装质量问题，我社负责调换）

谨以此书祝贺山东中医药大学建校六十周年、

针灸推拿学院建院三十周年！

丛书 ● 序

　　中医学是中华文化的一部分,而针灸学又是中医学中的一块瑰宝。中医之术莫古于针灸,即起源较早;莫效于针灸,即有简便验廉之特点;莫难于针灸,即易学而难入、难精。现存较早的医籍《素问·异法方宜论》云:"故东方之域,天地之所始生也。鱼盐之地,海滨傍水,其民食鱼而嗜咸,皆安其处,美其食。鱼者使人热中,盐者胜血,故其民皆黑色疏理。其病皆为痈疡,其治宜砭石。故砭石者,亦从东方来。"即针刺起源于我国东部地区,即山东一带。《孟子·离娄篇》云:"犹七年之病,求三年之艾。"济宁市微山县、曲阜市出土的汉画像石上的针灸图定名为《扁鹊针灸行医图》,可以作为针刺起源和发展的佐证之一。

　　齐鲁针灸在我国针灸学发展史上具有重要的地位和作用,古代医家擅长针灸者如战国时期的扁鹊、西汉时期的淳于意、晋之王叔和、南宋之徐氏家族、金元之马丹阳、明之翟良、清之岳含珍与黄元御等,仁济齐鲁及周边地区。而汉代安徽的华佗游历山东、施医送药,金元时期河北的窦汉卿从师于滕县名医李浩,元代浙江名医滑伯仁从师于东平高洞阳,明代浙江针灸大家杨继洲也曾行医山东,湖北医家李时珍来山东考察药物兼以行医。近代民国名医黄石屏学医于山东,后闻名于海上。现代医家钟岳琦学于江南名家承淡安,张善忱为针灸事业殚精竭虑。而焦勉斋、郑毓桂、杜德五、李少川、臧郁文、马同如等医家,或为全国名医,或为地方名医,仁术惠民,教书育人,在齐鲁针灸史上增加了浓墨重彩的一笔。

　　中医之传承,借以书籍为先;古今之医籍,浩瀚博大纷杂。针灸之医籍,也是如此。特别是古代医籍，几经传抄，版本不一，刻印质量高低不等。今我校张永臣、宋咏梅、贾红玲等，对齐鲁针灸的历史进行了系统性研究，遴选出一些与针灸相关的医籍加以校注、出版，名之曰《齐鲁针灸医籍集成》（校注版）。本丛书从一个侧面整理、保存、传承了中医针灸文献，也从另一个侧面呈现了齐鲁针灸数千年的发展历程和各历史阶段所取得的成就，展示了齐鲁针灸的历史积淀，为我省乃至全国针灸事业的传承和发展、创新起到较好的作用。

然学海无涯，宜勤求古训而博采众方，精勤不倦方能博极医源。在丛书付梓之际，略述数语以嘉勉之！

中国针灸学会副会长

山东针灸学会原会长 　　　　　**吴富东**

山东中医药大学原副校长、教授、博士研究生导师

2016 年 9 月 10 日

前言

  "山东"和"齐鲁"是历史上形成的地理名词,今日看来,二者所指地理范围大体相当,"齐鲁"是"山东"的代称。"山东"之名,古已有之,但地域范围不一。《战国策·秦策》有"当秦之隆……山东之国,从风而服",山东指崤山、华山以东的地区。汉代将太行山以东的地区统称为"山东",《山东通史》记载:西周、春秋时,山东属齐、鲁、曹、滕、薛、郯、莒及宋、卫国的一部分,战国后期属齐,其南北各一部分属楚、赵。秦统一全国后,在山东置齐郡、琅琊、胶东、济北、东海、薛郡、东郡等郡。西汉初,山东多为刘邦之子"齐王"刘肥的封地。汉武帝元封五年(公元前 106 年),山东分属青、兖、徐三州。东汉时,山东属青、徐、兖、豫四州。西晋时,山东属青、徐、兖、豫、冀五州。隋朝时,山东又归属青、徐、兖、豫四州。唐贞观初,全国为十道,河、济以南属河南道,以北属河北道。北宋分为二十四路,山东分属京东东路、京东西路。金大定八年(1168 年),置山东东西路统军司,山东正式成为地方行政区划。元朝时,分置山东东西道肃政廉访司及山东东西道宣慰司。明洪武元年(1368 年),置山东行中书省,治青州,后改置山东承宣布政使司。清代,将山东政区正式定为山东省。1949 年,徐州市直属山东省管辖,新海连(连云港)市属山东鲁中南行署管辖,1953 年 1月,徐州市划归江苏省管辖。之后,山东地界未再发生大的变化。

  而"齐鲁"之称,典籍历见,如《北史·儒林列传》云:伏生"教于齐鲁之间,学者由是颇能言《尚书》,诸山东大师,无不涉《尚书》以教矣。""齐鲁赵魏,学者尤多;负笈追师,不远千里;讲诵之声,道路不绝。"齐鲁之号"山东",殆自此始。《史记·三王世家》中汉武帝有"生子当置之齐鲁礼义之乡"的文化向往,《隋书·文学列传》有"齐鲁富经学"之言,宋代文学家苏辙言"吾本生西南,为学慕齐鲁"。这些反映出在复杂多变的历史长河中,齐鲁文化传承不息的生命力和对人们根深蒂固的文化影响,而齐鲁文化也影响着中医、针灸的发展,互相交融和促进。

针灸学是中华民族智慧的结晶,它是我国传统文化的一部分,现正逐渐为世界人民所接受,并为人民的健康发挥着重要的作用。针灸医籍对针灸的传承和发展有着非凡的作用,它是针灸学发源、发展的历史见证,是针灸学理论的重要载体,是发展、创新的基础,因此整理、保护针灸医籍具有深远的意义。作为针灸发源地的针灸工作者,有责任、有使命将现存针灸医籍发掘、收集、整理、出版、保护和利用,不仅能为国内外学者的针灸研究提供便利,也可为我国针灸文献研究总体水平的提高作出应有的成绩。此外,目前我国的针灸古籍存在分布分散的缺点,而有的针灸医家的手稿或者油印稿随着时间的流逝,有损毁、丢失的可能,如不及时系统整理和保护,诸多针灸文献将面临佚失的危险。齐鲁医家的针灸学术特点和成就在我国针灸学中占有重要的一席之地,各医家在理论上潜心研究,发皇古义,推陈出新;在学术上兼容并蓄,各抒己见,各有所长。而在学术著作方面,或重理论探讨,或重临床实践,或重专业知识传播,或重科普知识推广。作为中医学的一个缩影,齐鲁针灸具有明显的地域特色,它的内涵值得我们继续努力挖掘、开发、传承、利用和创新。

有感于此,我和我校中医医史文献学、针灸推拿学的宋咏梅、贾红玲等同道,在系统收集、整理与山东相关的古今医籍的基础上,选取价值较高的、与针灸相关的医籍或针灸专著加以校勘,并从理论、临床的角度加以简要注释,以丛书的形式出版,名之曰《齐鲁针灸医籍集成》(校注版)。以期本套丛书能比较完整和清晰地展现古今齐鲁针灸的成就和概貌,更好地整理、保存针灸文献,也为针灸临床、教学、科研提供一套比较完整的、与齐鲁针灸相关的参考书,同时对保存祖国针灸文化起到了积极的促进作用。虽曰集成,实不能全部包括进去,由于我们学术水平及其他客观条件所限,所收书籍数目也很有限。

为收集到较好、最有代表性的书籍,校注人员奔走于济南及其他城市的各图书馆、藏书楼,拜访民间藏书家,走访书籍原作者或其后人。为保证校注质量,校注人员不计报酬,不畏寒暑,抓紧点滴时间,认真点校,仔细注释,经过大量艰辛的劳动,基本成稿,我对编委会全体成员表示由衷的感谢;而对书籍原作者或其后人表示无尽的歉意,因为资金所限,未能支付稿酬,为了齐鲁针灸的今天和明天,他们的深明大义之举时刻撞击着我们的心灵,激励我们要做好本套丛书,出精品之作,永传齐鲁针灸文化。

本套丛书的出版,得到了学校领导和科研处、文献研究所、针灸推拿学院、图书馆、宣传部领导的大力支持,听取了刘玉檀、国培、张登部、吴富东、单秋华、刘光亭、孙学全、杨传义、张方玉等老师的宝贵建议,我校王振国、田思胜、韩涛、刘更生、汤继芹、刘江亭等老师,中国中医科学院针灸研究所的赵京生老师和南京中医药大学的张树剑老师均给予了热情鼓励、指导和帮助,相关工作人员为本丛书付出了大量的辛勤汗水,在此谨表示我们诚挚的感谢!

同时,也将此套丛书作为献给山东中医药大学建校六十周年和针灸推拿学院建院三十周年的礼物,深深感谢母校的教育和培养,也祝愿母校培养出更多的优秀人才,创造出新的辉煌!

点校此类图书,我们经验不足,加之学术水平有限,虽经几经努力,但书中定会存在这样、那样的不足、缺点和错误,恳请读者不吝赐教,批评指正。

张永臣

2016 年 10 月 29 日于山东中医药大学

目 录

《十四经发挥》

《难经本义》

《十四经发挥》

原著　滑寿

校注说明

滑寿(1304～1386 年),元末明初著名医家,字伯仁,晚号樱宁生。祖籍许州襄城(今河南省许昌市),先迁到仪真(今江苏省仪征市),后定居余姚(今浙江省余姚市)。《河南通志》云:"先世为许襄人,当元时,父、祖官江南,自许迁仪真,生寿。"《明史·列传·方伎传》云:"滑寿,字伯仁,先世襄城人,涉仪真,后又徙余姚。""既学针法于东平高洞阳",东平即今之山东省泰安市东平县。关于高洞阳,史书无记载。滑寿著述甚丰,涉针灸者如《难经本义》《十四经发挥》。滑寿在针灸方面的贡献在于将针灸之道再彰,经络之学晦而复明,《十四经发挥》一书学术价值极高,首次将十二经和任督二脉合称十四经脉,不仅为国内医界所重视,而且对日本、朝鲜等国的针灸发展亦有很大的影响。

本次校注以山东中医药大学图书馆承淡安先生、谢建明先生的《古本十四经发挥》(中华民国二十五年四月初版,中国针灸学研究社、针灸杂志社)为底本,以清刻本鱼古山房藏版《薛氏医案二十四种》中《十四经发挥》为校本。

本次校注的具体原则:

1. 全文采用简体横排,并加以现代标点符号。

2. 凡底本中异体字、俗写字、古字,均径改不出校。

3. 凡底本与校本互异,若显系底本有误、脱、衍、倒者,则据他校本或本书前后文例、文义改之、补之、删之,并出校注明。若怀疑底本有误、脱、衍、倒者,则不改动原文,只出校注明疑误理由。若底本因纸残致脱文字者,凡能据字形轮廓或医理可以大体判定出某字者,则补其字,或在注文中注明应补某字。凡底本无误,校本有误者,一律不出校。

4. 底本引录他书文献,虽有删节或缩写,但不失原意,不改。

5. 对难字、僻字、异读字,采用汉语拼音加直音的方法加以注音,并释字义;对费解的专用名词或术语加以注释;对通假字予以指明,并解释其假借义。

重刊古本十四经发挥序（承淡安）

　　余于乙亥之秋，东渡考察，历时虽未一载，已遍迹扶桑三岛矣，是行也负复兴针灸之绝大使命。故每于字里行间、茶余酒后，无不汲汲以发扬我国古代之绝学为急务焉，忆月之某日，有日人板木贡者，东京高等针灸学院校长也，以针灸闻于国，所编著针灸书亦甚多。慕余之名，降格而求教，余听其妙论，读其著述，知为时下医。有所问，颔之而已。又某日，具贴前来，邀宴于其家，出八田泰兴氏所译之《十四经发挥》而问难，余卒读之，快于心而未能现于色，盖中国此书几已失传，虽有薛刻（《薛氏医案》附有《十四经发挥》），流行民间，错简繁多，未足观也。余曩岁屡欲搜罗之，今无意中而遇板本贡氏，又无意中而获读此译本，此天启我以机，知必有古本在焉，乃逐日往各医学书店，细心流览①，精诚所至，竟于某旧书店获得一古本，购之。其中所论经脉之循行，空穴之部位，注释之明了，较之日人译本，与中国之薛刻，尤觉详且尽，谓之曰发挥，不亦宜乎。

　　夫十四经络，创于《内》《难》，滑伯仁先生论而发挥其旨，针灸遂盛行于元代，皆滑寿之功也。厥后此书中国失传，故针灸之学亦随之而湮没。流传至日本，日本之针灸又盛兴，岂非书之宝贵，有以致之欤？余东行之目的，在发扬针灸之道，今获得此书随归故土，行见此道因之而发扬光大，伊于胡底，东行之志，为不虚矣。兹特付诸手民，以公同好，并与谢先生建明，校正错误，圈点句读。张君钟毓，则作传以传之。凡我国医学子，读《内经》至②《骨空》《气穴》诸论，有不能索解者，苟再取此书而玩味之、参证之，庶几无不了然于胸中矣。是为序。

　　中华民国二十五年仲春月澄江承淡安书于无锡中国针灸学研究社

---

① 流览：疑为"浏览"。
② 至：疑为"之"。

重刊古本十四经发挥序（张钟毓）

　　王动臣曰："著书不明脏腑，真是痴人说梦；治病不明脏腑，又如盲子夜行。而古人好以无凭之谈，作欺人之事云。"虽然解剖之学，由来久矣。西儒之言曰："西历纪元前四百六十年至三百七十七年间，希腊亚细亚学派之领袖曰希氏者，尝解剖家畜，观察身体之构造，而为解剖学之滥觞云。"然而，此非确论也。昔者岐伯云："天之高，地之广，非人力之所度量而至也！若夫八尺之士，皮肉在此，外可度量切循而得之；其死可解剖而视之；其脏之坚脆，腑之大小，谷之多少，脉之长短，血之清浊，气之多少，皆有大数。"此解剖学之始见于载籍者，实亦解剖学之嚆矢也！岐伯为黄帝时人，以史考之，去今盖四千六百余年矣约在纪元前二千六百七十年左右！与希氏之说比[①]较，如以历史之目光观之，则岐伯早希氏二千二百余年；如以其立足点观之，则希氏所主者为动物，而岐伯所主者为人体也。是则解剖术之造端于吾华，亦已明矣！而血液之循环，《内经》已发其凡，按：《素问·五藏生成论》曰："诸血者皆属于心。"《六节象藏论》曰："心者生之本，其充在血脉。"《灵枢·营卫生成会》篇曰："周营不休，如环无端。"固不待英医哈斐之发明也明崇祯时，有英医名哈斐者，始说明人身血液循环之理。脑之司知觉，《灵枢》当明其说，按：《灵枢·海论》曰："脑为髓海，髓海有余，则轻劲多力。自过其度，髓海不足，则脑转耳鸣，胫酸眩冒，目无所见懈怠安卧。"固不待傅路伦氏之试验也。按：泰西古时，不识脑之功用。有谓脑之作用，乃消心脏上冲之热气者。有谓心主知觉者。殆至十九世纪，传路伦氏试验野鸽之脑，始证实灵机之所有。至若《内经》所载治疗之法，汤液醪醴为甚少，为灸者四三，为针刺者，无虑十八九；而针灸者，以针刺或艾灸经络孔穴，刺戟[②]其机能，达到治病之术也。《内经》尝云："欲以微针，通其血脉。"又曰："病生于脉，治之以灸刺。"行是术者，必于其穴，或深或浅，皆有所本，盖亦本乎解剖耳！然世之行针灸术者，非必尽谙夫解剖也，所恃者经络孔

---

① 比：原无，据文义补。
② 刺戟：疑为"刺激"。

穴耳！经络孔穴者，先圣解剖人体之所得，示后世之规矩也。试取人而解剖之，固未必定有是经，定有是络，而定有是穴。第以某穴治某病，其效如桴鼓者，何是？曰："某者为神经之分布也，某者为血管之径路也，某者为肌肉之起点也。虽未必确有此经络，循经络以求穴，则易得也；虽未必若斯之分布，举经络以为纲，则易识也。"然则经络为想像，孔穴为实验，先哲之发明，岂忍淹没哉！

日本文部省等于吾国教育部，尝设孔穴调查会，聘医学博士富士川游、医学博士大泽岳太郎、东京盲人学校校长町田则文、同校教谕富冈兵吉、盲人技术学校教授吉田弘道诸氏为委员，经调查之结果，决定为三百六十六穴，文部省又委托三宅医学博士等五大家，从事解剖，调查而研究之，规定灸治点凡一百二十穴；复经后藤博士之研究，以谓美人海特氏所发明之海特氏带（Head Schc Zone），与古来针灸之孔穴，有互相吻合之点。凡此数者，皆阐明孔穴者也。经穴之所本，盖出于滑伯仁之《十四经发挥》。

伯仁，名寿，自号曰樱①宁生，元时人。其撰《十四经发挥》者，慨针灸之道衰也；悯经络之学晦也；而又惧乎远古之书，后学或未易即解也。乃以《灵枢经·本输》篇、《素问·骨空论②》等论，裒而集之，得经十二，任督脉之行腹背者二，其隧穴之周于身者，六百五十有七。图章训释，缀以韵语，所以示初学者于是而出入之乡方也。书成于至正初元，为元顺帝时（辛巳为西历一千三百四十一年），去今将六百年矣！是书始刊于薛良武，良武之子己（号立斋），特刊诸于薛氏医案中，原为《四库》所未著录，不重于世，而世亦不经见也！及其流诸东邦，朝野传诵，习针灸者，视为必修，几至人手一篇矣！往岁余读八田泰兴所译本，按：此书名曰《假名读训释十四经发挥》，有辰井文隆头注，发行者，为辰井高等针灸学院。长泽丹阳轩主人誉之为"习医之根本"，几不知其原本尚留诸人间也！于戏③！日本之针灸术，自经科学之整理，长足进步。说者谓能树东方物理疗法之帜，成世界惊佩之术。观其历世钻研，日新月异，而此书仍为举世所传诵，且以之为医途之舆梁，此岂非所谓："质之鬼神而无疑，百世以俟圣人而不惑"者欤！承子澹安，得《古本十四经发挥》于东京旧书肆，携以归，校正而句读之，重

---

① 樱：原为"撄"，据后文改。

② 论：原无，据《黄帝内经素问》（田代华 整理）补。

③ 于戏：疑为"吁戏"，下同。

刊诸梓,以广其传,于戏！绝学其重光乎！

中华人民造国之二十有五年三月二十二日,中央国医馆名誉理事锡君张钟毓撰于无锡安仁草庐,时距国府公布中医条例,甫二月也。

滑伯仁先生传（张钟毓）

滑君,名寿,字伯仁,自号为樱①宁生以上见宋濂《十四经发挥》序,世为许襄城大家。元初,祖父官江南,自许徙仪真,而君生焉以上见《医学入门》小传。后又徙余姚见《中国医学史》。笃宝详敏句见揭沄《难经本义》序,好学能诗句见《中国医学史·滑寿传》。习儒,日记千言,操笔为文三语见《医学入门》,温雅有法见宋濂《十四经发挥》序,而又长于乐府见《医学入门》。京口王居中,名医也,客仪真,君从之学,授以《素问》《难经》,君卒业,乃请益曰:"《素问》详矣！独书多错简,愚将分象经度等为十二类,抄而读之。《难经》又本《素问》《灵枢》,其间荣卫脏腑,与夫经络腧穴,辨之博矣！而缺误或多？愚将本其意旨,注而读之。何如?"居中跃然曰:"甚矣！子之善学也;速为之！"以上见《中国医学史·滑寿传》。说者谓君之理识契悟过王氏焉《医学入门》曰:"受王居中习医,而理认契悟过之。"其后,又学针法于东平高洞阳,尽得其术以上见《中国医学史·滑寿传》。其学盖仿于东垣李先生,精于诊而广审于剂,疗疴起痼,活人居多以上见刘仁本《难经本义》序。遂名于医见张翥《难经本义》序。故所至,人争迎致,以得其一言,定死生为无憾！见《中国医学史·滑寿传》江南诸医,未能或之先也二语见宋濂《十四经发挥》序。当因《素问·骨空论②》诸篇及《灵枢·本输》篇所述之经脉,辞旨简严,读者未易即解;于是训其字义,释其名物,疏其本旨,正其句读,厘为三卷,名曰《十四经发挥》以上见宋濂《十四经发挥》序。自序之,其辞曰:"人为血气之属,饮食起居,节宜微爽,不能无疾。圣智者兴,思有以治之,于是而入者,于是而出之也。上古治病,汤液醪醴为甚少,其有疾,率取夫空穴经隧之所统系,视夫邪之所中,为阴

---

① 樱:原为"樱",据后文改。

② 论:疑脱,据《黄帝内经素问》(田代华 整理)补。

为阳，而灸刺之，以驱其所苦。观内经所载服饵之法才一二，为灸者四三，其他则明针刺，无虑十八九，针之功，其大矣！厥后方药之说肆行，针道遂寝不讲，灸法亦仅而获存，针道微而经络为之不明，经络不明，则不知邪之所在，求法之动，中机会必捷如响亦难矣！若昔轩辕氏岐伯氏，斤斤问答，明经络之始末，相孔穴之分寸，探幽摘邃，布在方册，亦欲使天下之为治者，视天下之疾，有以究其七情六淫之所自；及有察夫某为某经之陷下也；某为某经之虚若实可补泻也；某为某经之表里可汗可下也。针之，灸之，药之，饵之，无施不可，俾免夫嚬蹙呻吟，抑已备矣！远古之书，渊乎深哉！初学或未易也？乃以灵枢经本输篇素问骨空等论，裒而集之，得经十二，任督脉之行腹背者二，其隧穴之周于身者六百五十有七，考其阴阳之所以往来，推其骨空之所以驻会，图章训释，缀以韵语，厘为三卷，目之曰十四经发挥，庶几乎发前人之万一，且以示初学者于是而出入之向方也。乌乎！考图以穷其源，因文以求其义，尚不戾前人之心。后之君子，察其动而正其不逮，是所望也"云云。张钟毓曰："余读滑氏《十四经发挥》，观其图章训释，纲举目张，诚足为学者出入之向方，而医学之司南四语本吕复《十四经发挥》序，滑君此书，其为医途之舆梁也欤二语本宋濂《十四经发挥》序！"后伯仁氏而兴者，有薛良武氏焉。校正是书，而刊诸梓，欲以广其传业四语见盛应阳《十四经络①发挥》序。然仍为《四库》所未收，世不经见，反越海而之东邦，此岂非所谓礼失诸市而求之野者非耶？日人山本长兵卫尉，尝于宽文五年乙巳时重刊之，文化年间，有八田泰兴者，更译之而为和文焉现日本辰井高等针灸学院有此译本出售。定价为二元八角，并经辰井文龙氏加以头注！然则，吾道东矣！又尝以越人《八十一难》，昼惟夕思，旁推远索，做《难经本义》二卷以上见泷难经本義序，其书首列汇考一篇，论书之名义源流，引用苏东坡朱晦菴项平菴柳道传欧阳厚巧虞伯生诸氏之说；次列阙误总类一篇，按：阙误总类一篇，据《薛氏医案》系在汇考之前而《中国医学大辞典》则云其书首列汇考一篇，次列阙误总类一篇。钟毓所见之《难经本义》，仅为《薛氏医案》本，见开寡陋未敢臆测，故暂从《中国医学大辞典》之说，而志个人所见如此。记脱文误字；又次有图说一篇，为图凡十一，皆不入卷数。后疏本义，句出刘仁本《难经本义》序。柝②其精微，

---

① 络：应删。
② 柝：疑为"析"。

探其隐赜，钩其玄要，辨疑正误，取众人长，于是难经之书，遂辞达而理明、条分而缕解矣！以上本揭泫《难经本义》序。天台刘仁本为之语曰：得之可以超黄帝岐伯之庭，而问崆峒寿域。见刘仁本《难经本义》序。盖由此而得窥《素》《灵》之奥云！揭泫云：《素问》《灵枢》之奥，亦由是而得矣。所著除二书外，尚有《素问钞》，近世所通行者，为《素问钞补正》。凡十二卷，明丁瓒因滑寿《素问钞》岁久传写多伪，故因其旧本，重为补正者也。寿所著之《诊家枢要》，亦附于此书之末。读《伤寒论抄》《诊家枢要》，凡一卷，论脉象及辨脉之法，颇有心得。此书有二本：一即附于明丁瓒《素问钞补正》之后者，一即清·周学海所评注，而刊入周氏所评注之医书中者。痔瘘篇等，又当采诸家本草而为医韵，皆有功于世。年七十余，容色如童孺，步行跷捷，饮酒无算，以上见《中国医学史》。卒于明洪武中。天台朱右，当撰其治疾神效者数十事，为之作樱宁生传，见《中国医学史》及《宋元明清名医类案·滑伯仁先生小传》等。故其所著述，益有称于世焉。见《中国医学史·滑寿传》。今余姚武林间，盖有滑氏之子孙云。据《宋元明清名医类案》小传。张钟毓曰："伯仁故家许，许去东垣近，故早为李氏之学，据张翥《难经本义》序。既①而从学王居中，上窥《素》《难》，旁极群书，复得高氏针术之传，知邪之所在，本内经汤药攻内、针灸攻外之旨，病无所逃，废者起，痼者愈，其业迹不可胜计焉！按：滑氏自序曰：针道微而经络为之不明，经络不明，则不知邪之所在，滑氏从高氏而得其传，故能知邪之所在也。内经云：汤药攻其内，针灸攻其外，则病无所逃矣。故曰"病无所逃"；揭泫云：起废愈痼，不可胜计，故曰："废者起，痼者愈"，其业迹不可胜计也。而其所著述，皆能载道而行远，利医而济民，岂世之仅以医见业者，所能比拟其万一耶？"

中华人民造国之二十有五年三月，时适春行冬令，疫疠流行。锡君张钟毓谨传于无锡安仁草庐中

参考书目文献举要

1. 宋濂《十四经发挥》序

---

① 既：疑为"继"。

滑伯仁先生传后叙（张钟毓）

钟毓撰滑伯仁先生传既卒业，谢子建明适以索稿来，付之，阅竟，抚然有间曰："子为此传颇详密，然于治验独未论列，岂以其业迹不可胜计，遂付诸阙如耶？子胡不援史迁仓公传体例，录其医案示后学以规范乎。"余曰："唯，唯。"因有滑伯仁先生传后叙之撰，所以纪滑氏治验之大概，而补前传之未备也。博雅君子，幸观览焉。其辞曰：

滑氏既具活人术，陆宣公曰：此亦活人之一术也。遂以医行。辨证审治，独具卓识，青囊药有神，罗洪先诗云：似青囊药有神。所治靡勿瘳，书曰：厥疾勿瘳。皆多所全济焉句出华佗传。其诊疗盖以妇人为最多：尝治一妇人，怀麟九月，病滞下，日五七十起，后重下迫，伯仁以消滞导气丸药下之，病愈而孕未动。此《素问》所谓有故无殒者是也；一产妇，恶露不行，脐腹痛头疼身寒热，众皆以为感寒，温以姜附，益大热。手足搐搦，语谵目窜，诊其脉，弦而洪数。面赤目闭，语喃喃不可辨，舌黑如焰，燥无津润，胸腹按之不胜手，是盖燥剂㧒其血，内热而风生，血蓄而为痛者也。伯仁诊之曰："此产后热入血室，因而生风。"乃先为清热降火，治风凉血，两服颇爽；继以琥珀牛黄等，稍解人事，后以张从正①之三和散，行血破瘀，三四服，恶露大下如初，时产已十日矣。而诸证悉平。呜呼！胎前未忌消滞，产后权用寒凉，此君之所异于世之医，而世之医所不能起者，必待君以药之也。一妇月事将至，三五日前脐下绞痛如刀刺，寒热交作，下如黑豆汁，必待水行乃苏。因之无孕。伯仁诊其脉，两尺沉涩欲绝，余部皆弦急，乃曰："此下焦有寒湿，邪气搏于冲任，冲主血海，任主胎胞，为妇人血室，故经事将来，邪与血争，痛作而寒热生，浊下如豆汁也。宜治下焦。"遂以辛散苦温理血之药，令先经期日，日服之，凡三次而邪去，经调而获麟，此君之调经以种子也；一妇病寒疝，自脐下上至心，皆胀满攻痛，而胁痛尤甚，呕吐烦满，不进饮食，伯仁诊之，其脉，两手沉结不调，乃曰："此寒在下焦，宜亟攻其下，无攻其上。"为灸章门气海中脘，内服延胡桂椒，佐以茴木诸香茯苓青皮等，十日一服温利丸药，果得桴鼓效。此岂非所谓聚而散之者耶？一妇人病小便涩，中满喘渴，脉三部皆弦而涩，医投以瞿麦栀苓诸滑利药而秘益甚。伯仁诊而告之曰："水出高源。膻中之气不化，则水液不行，病因于气，徒行水何益哉！法当治上焦。"乃与朱雀汤，倍枳梗，长流水煎服，一饮而瘦，再饮气平而愈。又治一妇人，年六十有余矣。亦病小便秘若淋，小腹胀，口吻渴，脉沉且涩，伯仁曰："此病在下焦血分，阴火盛而水不足，法当治血。血与水同，血有形而气无形，有形之疾，当以有形之法治之。"乃与滋肾丸，不数服而愈。此君之治妇人小便秘，迄未尝一主渗利也。一妇人，怀躯五月，病咳痰，气逆恶寒，咽隔不利，不嗜食者阅十余日矣；脉浮紧，形体瘦，伯仁曰："此上受风寒也。当进以辛温。致津液而开腠理，散风寒而嗽自止矣！"卒如其言。一妇，体肥而气盛，自以谓无子。尝多服暖宫药，积久火盛，迫血上行为衄。而衄必数升余，面赤，脉躁疾，神恍如痴。医者犹以上盛下虚丹剂镇坠之，伯仁见而谓之曰："经不云乎？上者下之。今血气俱盛溢而上行，法当下导，奈何实实耶！"即与桃仁承气汤，三四下，积瘀始去；继服既济汤二十剂，病得霍然不再起。一妇年五十余患疟，寒热涌呕，中满而痛，下利不食，殊困顿，医药罔效。伯仁诊其脉，沉而迟，曰："是积暑与食，伏痰在中，当下之。"而或者曰："人疲倦若是，无能为也矣。且下利不食，

① 张从正：原为"张从政"，据《儒门事亲》（金·张子和著，邓铁涛 赖畴 整理）改。

焉可下。"方拟进参附。伯仁曰："脉虽沉迟，然按之有力，虽利而后重下迫，不下则积不能去，而病必不能已。"乃以消导丸，微得通利，觉少快；翌日再服之，宿积肠垢尽去，向午即思食；旋以姜橘参苓，淡渗和平饮调之，旬余乃复。一妇始病疟，当夏月，医以脾寒胃弱，久服桂附等药，后疟虽退，而积火燔炽。遂致消谷善饥，日数十饮犹不足，终日端坐如常人，第目昏而不能视，足弱而不能履，腰胯困软，肌肉虚肥。至初冬，伯仁诊之，脉洪大而虚濡，曰："此痿症也。长夏过服热药所致。盖夏令湿当权，刚剂太过，火湿俱甚，肺热叶焦，故两足痿易而不为用也。"遂以东恒长夏湿热成痿之法治之，日食益减，目渐能视；至冬末，忽下榻行步如故。此伯仁甫美称之治妇人也。

伯仁之治伤寒也，尤多独识。一人，七月内病发热，或令其服小柴胡汤必二十六剂乃安，如其言服之，未尽二剂，已升发太过，而多汗亡阳矣！遂致恶寒甚热，肉瞤筋惕，乃请伯仁诊视。候其脉，细欲绝，曰："此升发太过，多汗亡阳也；恶寒甚者，表虚极也；肉瞤筋惕者，里虚极也。"以真武汤，进七八服而愈。有潘子庸者，得感冒证已汗而愈，数日，复大发热恶寒，头痛眩晕，呕吐却食，烦满，咳而多汗，伯仁诊之，其脉两手皆浮而紧，在仲景法，劳复证，浮以汗解，沉以下解，为作麻黄葛根汤，三进，更汗，旋调理数日而愈。初众医以病后虚惫，且图温补，伯仁曰："法当如是"。因违众与之。又尝治一妇人，已经汗下，病去而背独恶寒，脉细如丝，汤熨不应。伯仁以理中汤加姜桂附子大作服，外以荜拨良姜吴茱桂椒诸品大辛热药为末，用姜汁调敷满背，以纸覆之，稍干即易，如是半月，竟平复不寒矣。此治法之变者也。上所论列，咸伯仁甫之治伤寒也。其治暑证也，恒树奇验。临安沈君彰，自汗如雨下不止，面赤身热，口燥心烦，居楼中，当盛暑，帷幕周密，自云："至虚亡阳，服术附药已数剂。"伯仁诊其脉虚而洪数，视其舌上苔黄，曰："前药误矣！"轻病重视，医者死之！《素问》曰："必先岁气，毋伐天和，术附之热，其①可轻用以犯时令耶！又曰：脉虚身热，得之伤暑，暑家本多汗，加之刚剂，脉洪数则病益甚。"悉令撤幔开窗，初亦难之！少顷渐觉清爽，为制黄连人参白虎等汤，三进而汗止大半，诸证稍解；又兼以既济汤，渴用冰水调天水散，服七日而病悉去；后偏发疡疹，更服防风通圣散，乃已。

---

① 其：疑为"岂"。

又治一妇人，暑月身冷自汗，口干烦燥，欲坐卧泥水中，脉浮而数，按之豁然虚散。伯仁曰："脉至而从，按之不鼓，诸①阳皆然，此为阴盛格阳，得之饮食生冷，坐卧当风所致。乃与真武汤冷饮，一饮而汗止，再饮而躁除，三饮而病已。又一人，暑月泄泻，小便赤，四肢疲困不欲举，自汗微热口渴，且素羸背瘠。众医以为虚劳，将峻补之，伯仁诊之，六脉虚微，乃曰"此东垣所谓夏月中暑饮食劳倦，法宜服清暑益气汤。"投二剂而病如失焉！此伯仁甫之治暑证也。

虽然伯仁不仅能治妇人、伤寒、与夫暑证也。其治难病，亦多妙方。有盛暑出门者，途中吐血数口，亟还则吐甚，胸拒痛。体热头眩，病且殆，或以为劳心焦思所致，与茯苓补心汤。伯仁至，诊其脉，洪而滑，曰："是大醉饱，胃血壅遏，暑迫血而上行也。"乃先与犀角地黄汤，继以桃仁承气汤，去瘀血宿积，后治暑遂安；有苦胸中痞满者，溃溃若怔忡状，头目昏痛，欲吐不吐，忽忽善忘，时一臂偏痹。伯仁脉之：关以上溜而滑，接之沉而有力，乃曰："积饮滞痰，横于胸膈。盖得之厚味醇酒，肥腻炙煿，蓄热而生湿，湿聚而痰涎宿饮皆上甚也。王冰云：'上甚不已，吐而夺之'，但冬月降沉之令，未可猝行此法也。"乃候至春日晴明，以药探之，大吐黑色痰，如胶饴者三四升，一二日更吐之，历三四次，胸中洞爽矣；有患怔忡者，其人善忘，口淡舌燥，多汗，四肢疲软，发热，小便白而浊，众医以内伤不足，拟进茸附等药，幸未决。伯仁至，按脉虚大而数，曰："是由思虑过度，厥阴之火为害耳！夫君火以名，相火以位，相火所以代君火行事者也。相火一扰，能为百病，百端之起，皆由心生。越人云：'忧愁思虑则伤心。'其人平生志大心高，所谋不遂，抑郁积久，致内伤也。"遂用补中益气汤，硃砂安仁丸，空心进小坎离丸，月余而安；有僧病发狂谵语者，视人皆为鬼，诊其脉累累如薏苡子，且喘且搏。伯仁之曰："此得之阳明胃实。《素问》所谓阳明主肉，其经血气并盛，甚则弃衣升高，逾垣妄罥者是也。"遂以三化汤，三四下，复进以大剂，乃愈。此伯仁甫之治杂病也。呜呼！世之业医者众矣！毫厘之差，动辄杀人，轻病重视，医者死之，句出滑氏。是以药饵为刀刃也！句出叶天士传。可不慎哉！当滑氏之世，粗工已如许之多，幸伯仁甫出而纠之。起属纩，《礼》曰：属几以俟气绝。挽易箦见《檀弓》，所

---

① 诸：原为"绪"，据文义改。

活遂不可胜计。句见《武进孙志·许微传》。时至今日，斯道日晦，粗工庸医，所在皆有，安得如伯仁甫者，起而一一正之也。钟毓又记。

新刊十四经络发挥序（盛应阳）

十四经发挥者，发挥十四经络也。经络在人身：手三阴三阳，足三阴三阳，凡十有二，而云十四者，并任、督二脉言也。任、督二脉何以并言？任脉直行于腹，督脉直行于背，为腹背中行诸穴所系也。手太阴肺经，左右各十一穴。足太阴脾经，左右各二十一穴。手阳明大肠经，左右各二十穴。足阳明胃经，左右各四十五穴。手少阴心经，左右各九穴。足少阴肾经，左右各二十七穴。手太阳小肠经，左右各十九穴。足太阳膀胱经，左右各六十三穴。手厥阴心包经，左右各九穴。足厥阴肝经，左右各十三穴。手少阳三焦经，左右各二十三穴。足少阳胆经，左右各四十三穴。兼以任脉中行二十四穴，督脉中行二十七穴，而人身周矣。医者明此，可以针，可以灸，可以汤液投之，所向无不取验。后世医道，不明古先圣王救世之术，多废不讲针、灸、汤液之法，或歧为二，或参或三，其又最下则针行者百一，灸行者什二，汤液行者什九而千万，抑何多寡之相悬耶？或者以针误立效，灸次之，而汤液犹可稍缓乎？是故业彼者多，业此者寡也。噫！果若是，亦浅矣哉，其用心也！

夫医之治病，犹人之治水，水行于天地，犹血气行于人身也。沟渠亩浍，河泖川渎，皆其流注交际之处，或壅焉，或塞焉，或溢焉，皆足以害治而成病，苟不明其向道而欲治之，其不至于泛滥妄行者否也？医之治病，一迎一随，一补一泻，一汗一下，一宣一导，凡所以取其和平者，亦若是耳，而可置经络于不讲乎？滑伯仁氏有忧之，故为之图，为之注，为之歌，以发挥之。周悉详尽，曲畅旁通，后之医者，可披卷而得焉，伯仁氏之用心亦深矣哉！

后伯仁氏而兴者，有薛良武氏焉，良武氏潜心讲究，其所自得，亦已多矣。乃复校正是书而刊诸梓，欲以广其传焉，推是心也，即伯仁氏之心也。良武名铠，为吴之长洲人，有子曰己者，今以医判南京太医事，尤以外科名，而外科者，特其一也，君子谓其能振家业云。

嘉靖戊子冬闰十月望日,前进士姑苏西间盛应阳①斯显书于金陵官寓

十四经发挥序（宋濂）

人具九脏之形,而气血之运,必有以疏载之,其流注则曰历、曰循、曰经、曰至、曰抵,其交际则曰会、曰过、曰行、曰达者,盖有所谓十二经焉。十二经者,左右手足各备,阴阳者三,阴右而阳左也,阳顺布而阴逆施也。以三阳言之,则太阳、少阳、阳明。阳既有太少矣,而又有阳明者何？取两阳合明之义也。以三阴言之,则太阴、少阴、厥阴。阴既有太少矣,而又有厥阴者何？取两阴交尽之义也。非徒经之有十二也,而又有所谓孙络者焉。孙络之数,三百六十有五,所以附经而行,周流而不息也。至若阴阳维、跷、冲、带六脉,固皆有所系属,而唯督、任二经,则包乎腹背而有专穴,诸经满而溢者,此则受之,初不可谓非常经而忽略焉,法宜与诸经并论,通考其隧穴六百五十有七者,而施治功,则医之神秘尽矣。盖古之圣人契乎至灵,洞视无隐,故能审系脉之真,原虚实之变,建名立号,使人识而治之。虽后世屡至抉膜导窾,验幽索隐,卒不能越其范围,圣功之不再,壹至是乎？由此而观,学医道者,不可不明乎经络。经络不明,而欲治夫疢疾,犹习射而不操弓矢,其不能也决矣。濂之友滑君,深有所见于此,以《内经·骨空》诸论,及《灵枢·本输篇》所述经脉辞旨简严,读者未易即解,于是训其字义,释其名物,疏其本旨,正其句读,厘为三卷,名曰《十四经发挥》。复虑隧穴之名,难于记忆,联成韵语,附于各经之后,其有功于斯世也,不亦远哉！

世之著医书者,日新月盛,非不繁且多也。汉之时,仅七家耳,唐则增为六十四,至宋遂至一百七十又九,其发明方药,岂无其人？纯以《内经》为本,而弗之杂者,抑何其鲜也！若金之张元素、刘完素、张从正、李杲四家,其立言垂范,殆或庶几者乎？今吾友滑君起而继之,凡四家微辞秘旨,靡不贯通,发挥之作,必将与其书并传无疑也。

---

① 盛应阳：1523 年,明嘉靖二年癸未科殿试金榜第二甲第一百三十七名进士。

呜呼！橐籥一身之气机，以补以泻，以成十全之功者，其唯针砭之法乎？若不明于诸经而误施之，则不假锋刃而戕贼人矣。可不惧哉！纵诿曰：九针之法，传之者盖鲜，苟以汤液言之，亦必明于何经中邪，然后法何剂而治之，奈何粗工绝弗之讲也。滑君此书，岂非医途之舆梁也欤！濂故特为序之以传，非深知滑君者，未必不以其言为过情也。滑君名寿，字伯仁，许昌人，自号为撄宁生，博通经史诸家，言为文辞，温雅有法，而尤深于医。江南诸医，未能或之先也。所著又有《素问钞》《难经本义》行于世。《难经本义》云林危先生素尝为之序云。

翰林学士亚中大夫知制诰兼修国史金华宋濂[①]谨序

十四经发挥序（吕复）

观文于天者，非宿度无以稽七政之行；察理于地者，非经水无以别九围之域。矧夫人身而不明经脉，又乌知营卫之所统哉？此《内经·灵枢》之所由作也。窃尝考之，人为天地之心，三材盖一气也。经脉十二，以应经水，孙络三百六十有五，以应周天之度，气穴称是，以应周期之日。宜乎荣气之荣于人身，昼夜环周，轶天旋之度，四十有九。或谓卫气不循其经，殆以昼行诸阳，夜行诸阴之异，未始相从，而亦未尝相离也。夫日星虽殊，所以丽乎天者，皆阳辉之昭著也；河海虽殊，所以行乎地中者，实一水之流衍也。经络虽交相贯属，所以周于人身者，一荣气之。噫！七政失度则灾眚见焉；经水失道，则泽潦[②]作焉；经脉失常，则所生是动之疾，繇是而成焉。以故用针石者，必明俞穴，审开阖，因以虚实，以补泻之。此经脉本输之旨，尤当究心。

《灵枢》世无注本，学者病焉，许昌滑君伯仁父，尝著《十四经发挥》，专疏手足三阴三阳及任督也。观其图章训释，纲举目张，足以为学者出入向方，实医门之司南也。既成，将锓梓以传，征余叙其所作之意，余不敏，辄书三材一气之

---

① 宋濂：明代著名政治家、文学家、史学家、思想家，被明太祖朱元璋誉为"开国文臣之首"，学者称之为太史公、宋龙门。宋濂与滑寿交情颇深，常常往来交游。

② 泽潦：洪水。

说以归之。若别经络骨度之属，则此不暇备论也。

时正甲辰中秋日四明吕复[1]养生主书于票骑山之樵舍

自 序

人为血气之属，饮食起居，节宜微爽，不能无疾。疾之感人，或内或外，或小或大，为是动，为所生病，咸不出五脏六腑、手足阴阳。圣智者兴，思有以治之，于是而入者，于是而出之也。上古治病，汤、液、醪、醴为甚少，其有疾，率取夫空穴经隧之所统系。视夫邪之所中，为阴、为阳而灸刺之，以驱去其所苦。观《内经》所载服饵之法才一二，为灸者四三，其他则明针刺，无虑十八九。针之功，其大矣！厥后方药之说肆行，针道遂寝不讲，灸法亦仅而获存。针道微而经络为之不明；经络不明，则不知邪之所在，求法之动中机会，必捷如响，亦难矣。若昔轩辕氏、岐伯氏斤斤问答，明经络之始末，相孔穴之分寸，探幽摘邃，布在方册，亦欲使天下之为治者。

视天下之疾，有以究其七情六淫之所自，及有以察夫某为某经之陷下也，某为某经之虚若实，可补泻也。某为某经之表，可汗、可下也。针之、灸之、药之、饵之，无施不可，俾免夫颦蹙呻吟，抑已备矣。远古之书，渊乎深哉！于初学或未易也，及以《灵枢经·本输篇》、《素问·骨空》等论，裒而集之。得经十二，任、督脉之行腹背者二，其隧穴之周于身者，六百五十有七，考其阴阳之所以往来，推其骨之所以驻会，图章训释，缀以韵语，厘为三卷，目之曰《十四经发挥》。庶几乎发前人之万一，且以示初学者，于是而出入之向方也。呜乎！考图以穷其源，因文以求其义，尚不戾前人之心，后之君子，察其勤而正其不逮，是所望也。

至正初元闰月六日许昌滑寿自序

---

① 吕复：明初史学家，官至太常卿，正三品。

《十四经发挥》

017

凡　例

一、十二经所列次第，并以流注之序为之先后。附以任、督二奇者，以其有专穴也，总之为十四经云。

二、注者，所以释经也。其训释之义，凡有三焉：训字一义也，释身体腑脏名物一义也，解经一义也。其载穴法分寸，则圈以别之。

三、各经既于本经详注处所，其有他经交会处，但云见某经，不必复赘。

四、经脉流注，本经曰历、曰循、曰至、曰抵，其交会者曰会、曰过、曰行。其或经行之处，既非本穴，又非交会，则不以上例统之。

五、奇经八脉，虽不若十二经之有常道，亦非若诸络脉之微妙也。任、督二脉之直行者，既以列之十四经，其阴阳维、跷、冲、带六脉，则别具辑编，以备参考。

卷上　手足阴阳流注篇 许昌樱宁生滑寿伯仁著　吴邪会仁薛铠良武校刊

凡人两手足，各有三阴脉、三阳脉，以合为十二经也。

三阴，谓太阴、少阴、厥阴；三阳，谓阳明、太阳、少阳也。人两手足，各有三阴脉、三阳脉，相合为十二经也。手三阴，谓太阴肺经、少阴心经、厥阴心包经。手三阳，谓阳明大肠经、太阳小肠经、少阳三焦经。足三阴，谓太阴脾经、少阴肾经、厥阴肝经。足三阳，谓阳明胃经、太阳膀胱经、少阳胆经。谓之经者，以血气流行，经常不息者而言；谓之脉者，以血理分衺行体者言也。

手之三阴，从藏走至手；手之三阳，从手走至头；足之三阳，从头下走至足；足之三阴，从足上走入腹。

手三阴从藏走至手，谓手太阴起中焦，至出大指之端；手少阴起心中，至出小指之端；手厥阴起胸中，至出中指之端。手三阳从手走至头，谓手阳明起大指次指之端，至上挟鼻孔；手太阳起小指之端，至目内眦；手少阳起小指次指之

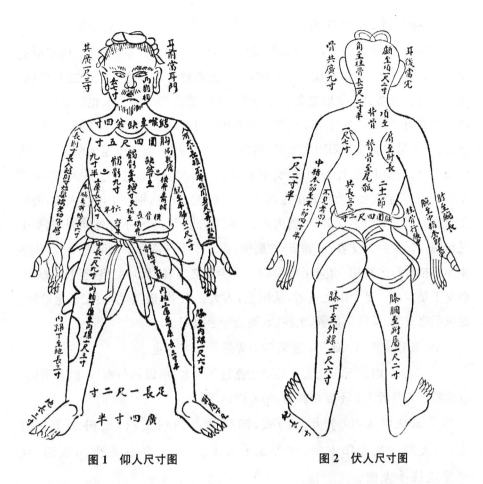

图1 仰人尺寸图　　　　　图2 伏人尺寸图

端，至目锐眦。足三阳从头走至足，谓足阳明起于鼻，至入中趾内间；足太阳起目内眦，至小趾外侧端；足少阳起目锐眦，至入小趾次趾间。足三阴从足走入腹，谓足太阴起大趾之端，至属脾络胃；足少阴起足心，至属肾络膀胱；足厥阴起大趾聚毛，至属肝络胆。足三阴虽曰从足入腹，然太阴乃复上膈、挟咽、散舌下；少阴乃复从肾上挟舌本；厥阴乃复上出额，与督脉会于巅。兼手太阴从肺系，横出腋下；手少阴从心系，上肺，出腋下；手厥阴循胸出胁，上抵腋下。此又秦越人所谓诸阴脉皆至颈胸而还者也。而厥阴则又上出于巅，盖厥阴阴之尽也，所以然者，示阴无可尽之理，亦犹《易》之硕果不食，示阴无可尽之义也。然《易》之阴阳以气言，人身之阴阳以藏象言，气则无形，而藏象有质，气阳而质阴也。然则无形者贵乎阳，有质者贵乎阴欤？

络脉传注,周流不息。

络脉者,本经之旁支,而别出以联络于十二经者也。本经之脉,由络脉而交他经。他经之交,亦由是焉。传注周流,无有停息也。夫十二经之有络脉,犹江汉之有沱潜也。络脉之传注于他经,犹沱潜之旁导于他水也。是以手太阴之支者,从腕后出次指端,而交于手阳明。手阳明之支者,从缺盆上挟口、鼻,而交于足阳明。足阳明之支者,别跗上,出大趾端,而交于足太阴。足太阴之支者,从胃别上膈,注心中,而交于手少阴。手少阴则直自本经少冲穴,而交于手太阳,不假支授,盖君者出令者也。手太阳之支者,别颊上至目内眦,而交于足太阳。足太阳之支者,从膊内左右,别下合腘中,下至小趾外侧端,而交于足少阴。足少阴之支者,从肺出,注胸中,而交于手厥阴。手厥阴之支者,从掌中循小指次指出其端,而交于手少阳。手少阳之支者,从耳后出,至目锐眦①,而交于足少阳。足少阳之支者,从跗上,入大趾爪甲,出三毛,而交于足厥阴。足厥阴之支者,从肝别贯膈,上注肺,而交于手太阴也。

故经脉者②,行血气,通阴阳,以荣③于身者也。

通结上文,以起下文之义。经脉之流行不息者,所以运行血气,流通阴阳,以荣养于人身者也。不言络脉者,举经以该之。

其始从中焦,注手太阴阳明,阳明注足阳明太阴,太阴注手少阴太阳,太阳注足太阳少阴,少阴注手心主少阳,少阳注足少阳厥阴,厥阴复还注手太阴。

始于中焦,注手太阴,终于注足厥阴,是经脉之行一周身也。

其气常以平旦为纪,以漏水下百刻,昼夜流行,与天同度,终而复始也。

气,营气。纪,统纪也。承上文言经脉之行,其始则起自中焦,其气则常以平旦为纪也。营气,常以平旦之寅时为纪,由中焦而始注手太阴,以次流行也。不言血者,气行则血行。可知漏水下百刻,昼夜流行。与天同度者,言一昼夜

① 目锐眦:目外眦。
② 经脉者:实指经脉和络脉。
③ 荣:濡养、滋养。

漏下百刻之内,人身之经脉流行无有穷止,与天同一运行也。盖天以三百六十五度四分度之一为一周天,而终一昼夜;人之荣卫,则以五十度周于身。气行一万三千五百息,脉行八百一十丈,而终一昼夜,适当明日之寅时,而复会于手太阴。是与天同度,终而复始也。或云,昼夜漏刻有长短,其营气盈缩当何如?然漏刻虽有短长之殊,而五十度周身者,均在其中,不因漏刻而有盈缩也。

上本篇正文,与《金兰循经》同。

十四经发挥卷上终

卷中 十四经脉气所发篇

手太阴肺经穴歌

手太阴肺十一穴,中府云门天府列,侠白尺泽孔最存,列缺经渠太渊涉,鱼际少商如韭叶。

手太阴肺之经。凡十一穴,左右共二十二穴。是经多气少血。

肺之为藏,六叶两耳,四垂如盖。附著于脊之第三椎中,有二十四空,行列分布诸藏清浊之气,为五藏华盖云。

手太阴之脉,起于中焦,下络大肠,还①循胃口,上膈,属②肺。

起,发也。络,绕也。还,复也。循,巡也,又依也,沿③也。属,会也。中焦者,在胃中脘,当脐上四寸之分。大肠注见本经。胃口,胃上下口也;胃上口,在脐上五寸上脘穴,下口在脐上二寸下脘穴之分也。膈者,隔也,凡人心下有膈膜与脊胁周回相著,所以遮膈浊气,不使上薰于心肺也。手太阴起于中焦,受足厥阴之交也,由是循任脉之外、足少阴经脉之里,以次下行,当脐上一寸,水分穴之分,绕络大肠,手太阴、阳明相为表里。乃复行本经之外,循胃上

---

① 还:去而复回。
② 属:音 zhǔ,连接、联系。
③ 沿:原为"治",据上下文义改。

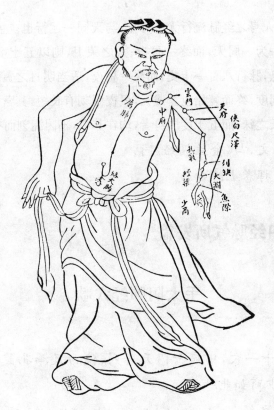

图 3　手太阴肺经

口，逦迤上膈而属会于肺，荣气有所归于本藏也。

　　从肺系，横出腋下，下循臑①内，行少阴、心主之前，下肘中。

　　肺系，谓喉咙也；喉以候气，下接于肺。肩下胁上际曰腋。膊下对腋处为臑，肩肘之间也。臑尽处为肘，臂节也。自肺藏循肺系出而横行，循胸部第四行之中府、云门，以出腋下，下循臑内，历天府、侠白，行手少阴、手心主之前，下入肘中，抵尺泽穴也。盖手少阴循臑臂，出小指之端，手心主循臑臂，出中指之端，手太阴则行乎二经之前也。

　　中府穴在云门下一寸，乳上三肋间，动脉应手陷中。云门在巨骨下，侠气户旁二寸陷中，动脉应手，举臂取之。天府在腋下三寸，臑内廉动脉中。侠白在天府下去肘五寸动脉中。尺泽在肘中约纹上动脉中。

---

①　臑：上臂。

循臂内上骨①下廉,入寸口,上鱼②,循鱼际③,出大指之端。

肘以下为臂。廉,隅也,边也。手掌后高骨旁动脉为关,关前动脉为寸口。曰鱼,曰鱼际云者,谓掌骨之前,大指本节之后,其肥肉隆起处,统谓之鱼;鱼际,则其间之穴名也。既下肘中,乃循臂内,上骨之下廉,历孔最列缺,入寸口之经渠、太渊以上鱼,循鱼际,出大指之端,至少商穴而终也。端,杪也。

孔最穴,去腕上七寸。列缺,去腕侧上一寸五分,以手交叉头指。当作食指末筋骨罅中,络穴也。经渠,在寸口陷中。太渊,在掌后陷中。鱼际,在大指本节后内侧散脉中。少商,在大指端内侧,去爪甲如韭叶,白肉内宛宛中。

其支者,从腕后直出次指内廉,出其端。

臂骨尽处为腕。脉之大隧为经,交经者为络。本经终于出大指之端矣,此则从腕后列缺穴,达次指内廉出其端,而交于手阳明也。

是动则病④:肺胀满,膨膨⑤而喘咳,缺盆中痛,甚则交两手而瞀⑥,此为臂厥。

是主肺所生病者⑦:咳嗽,上气,喘渴,烦心,胸满,臑臂内前廉痛,掌中热。气盛有余,则肩背痛,风寒寒字疑衍,汗出中风,小便数⑧而欠。虚则肩背痛,寒,少气不足以息,溺色⑨变,卒遗矢无度⑩。盛者,寸口大三倍于人迎;虚者,寸口反小于人迎也。

---

① 上骨:桡骨。
② 鱼:大鱼际。
③ 际:边缘,大拇指赤白肉际处。
④ 是动则病:本经出现异常变化会见以下病证。
⑤ 膨膨:气满鼓胀貌。
⑥ 瞀:眼冒金花,昏乱。
⑦ 是主肺所生病者:本经腧穴主治以下病证。
⑧ 小便数:小便频数,即小便次数多但量不一定多。
⑨ 溺色:小便的颜色。
⑩ 卒遗矢无度:《灵枢·经脉》中无此五字。

手阳明大肠经穴歌

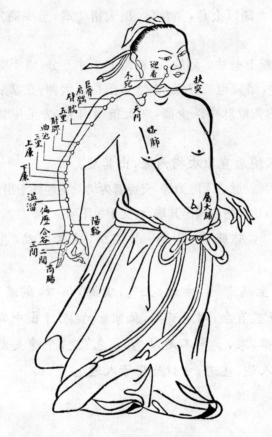

图4　手阳明大肠经图

手阳明穴①起商阳，二间三间合谷藏，阳溪偏历历温溜，下廉上廉三里长，曲池肘髎迎五里，臂臑肩髃巨骨当，天鼎扶突禾髎接，终以迎香二十穴。

手阳明大肠之经。凡二十穴，左右共四十穴。是经气血俱多。

---

① 穴：原无，据上、下文文体补。

大肠长二丈一尺，广四寸，当脐右回十六曲。

手阳明之脉，起于大指次指之端，循指上廉，出合谷两骨之间，上入①两筋之中。

大指次指，大指之次指，谓食指也。手阳明，大肠经也。凡经脉之道，阴脉行手足之里，阳脉行手足之表。此经起于大指次指之端商阳穴，受手太阴之交，行于阳之分也。由是循指上廉，历二间、三间，以出合谷两骨之间，复上入阳溪两筋之中。

商阳，在手大指次指内侧，去爪甲角如韭叶。二间，在手大指次指本节前，内侧陷中。三间，在手大指次指本节后，内侧陷中。合谷，在手大指次指歧骨间陷中。阳溪，在腕中上侧两筋间中。

循臂上廉，入肘外廉，循臑外前廉，上肩。

自阳溪而上，循臂上廉之偏历、温溜、下廉、上廉、三里，入肘外廉之曲池，循臑外前廉，历肘髎、五里、臂臑，络臑会，上肩，至肩髃穴也。

偏历，在腕中后三寸。温溜，在腕后，小士五寸，大士六寸。下廉，在辅骨下，去上廉一寸。上廉，在三里下一寸。三里，在曲池下二寸，按之肉起。曲池，在肘外辅骨屈肘曲骨之中，以手拱胸取之。肘髎，在肘大骨外廉陷中。五里，在肘上二寸，行向里大脉中央。臂臑，在肘上七寸。臑会，见手少阳经，手阳明之络也。肩髃，在肩端，两骨间陷者宛宛中，举臂有空。

出髃骨之前廉，上出柱骨之会上。

肩端两骨间，为髃骨。肩胛上际会处，为天柱骨。出髃骨前廉，循巨骨穴，上出柱骨之会上，会于大椎。

巨骨穴在肩端上，行两叉骨间陷中。大椎，见督脉，手足三阳、督脉之会。

下入缺盆，络肺，下膈，属大肠。

自大椎而下，入缺盆，循足阳明，经脉外络，绕肺藏，复下膈，当天枢之分会，属于大肠。

缺盆、天枢，见足阳明经。

———————————

① 入：由浅而深，由表及里。

其支别者，从缺盆上颈，贯颊，入下齿缝中。

头茎为颈，耳以下曲处为颊，口前小者为齿。其支别者，自缺盆上行于颈，循天鼎、扶突，上贯于颊，入下齿缝中。

天鼎在颈，缺盆直扶突后一寸。扶突在气舍后一寸五分，仰而取之。又云：人迎后一寸五分。

还出挟①口，交人中，左之右，右之左，上挟鼻孔。

口唇上，鼻柱下，为入中。既入齿缝，复出夹两口吻，相交于人中之分，左脉之右，右脉之左，上挟鼻孔，循禾髎、迎香，而终以交于足阳明也。

人中穴，见督脉，为手阳明、督脉之会。禾髎，在鼻孔下，挟水沟旁五分。迎香，在禾髎上一寸，鼻孔旁五分。

是动则病：齿痛，颐②肿。

是主津液③所生病者：目黄，口干，鼽衄，喉痹，肩前臑痛，大指次指痛不用。气有余则当脉所过者热肿，虚则寒慄不复。盛者，人迎大三倍于寸口；虚者，人迎反小于寸口也。

足阳明胃经穴歌

四十五穴足阳明，承泣四白巨髎经，地仓大迎颊车峙，下关头维对人迎，水突气舍连缺盆，气户库房屋翳屯，膺窗乳中延乳根，不容承满起梁门，关门太乙滑肉门，天枢外陵大巨存，水道归来气冲次，髀关伏兔走阴市，梁丘犊鼻足三里，上巨虚连条口位，下巨虚与及丰隆，解溪冲阳陷谷中，内庭厉兑经穴终。

足阳明胃之经。凡四十五穴，左右共九十穴。是经气血俱多。

---

① 挟：并行于某脏腑、组织、器官的两侧。
② 颐：《灵枢·经脉》作"颈"。
③ 津液：当为津。

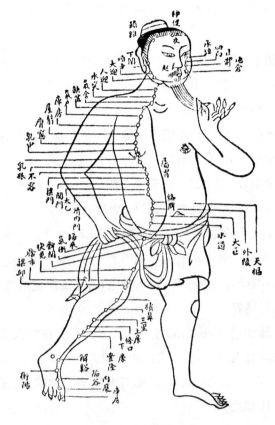

图 5　足阳明胃经图

胃大一尺五寸,纡屈曲伸,长二尺六寸。

足阳明之脉,起于鼻,交頞中,旁约太阳之脉。下循鼻外,入上齿中,还出挟口,环唇,下交承浆。

頞,鼻茎也,鼻山根为頞。足阳明起于鼻两旁迎香穴,由是而上,左右相交于頞中,过睛明之分,下循鼻外,历承泣、四白、巨髎,入上齿中,复出循地仓,挟两口吻,环绕唇下,左右相交于承浆之分也。

迎香,手阳明经穴。睛明,足太阳经穴,手足太阳、少阳、足阳明五脉之会。承泣在目下七分,直瞳子。四白在目下一寸,直瞳子。巨髎在鼻孔旁八分,直瞳子。地仓,挟口吻旁四分。承浆,见任脉,足阳明、任脉之会。

却①循颐后下廉，出大迎，循颊前，上耳前，过客主人②，循发际，至额颅。

腮下为颔，颔中为颐。囟前为发际。发际前为额颅。自承浆却循颐后下廉，出大迎，循颊车，上耳前，历下关，过客主人，循发际，行悬厘、颔厌之分，经头维，会于额颅之神庭。

大迎，在曲颔前一寸三分，骨陷中动脉。颊车在耳下曲颊端陷中。下关在客主人下，耳前动脉下廉，合口有空，开口则闭。客主人、悬厘、颔厌三穴，并足少阳经，皆手足少阳、阳明之交会。头维在额角发际，本神旁一寸五分，神庭旁四寸五分。神庭穴，见督脉，足太阳、阳明、督脉之会。

其支别者，从大迎前，下人迎，循喉咙，入缺盆，下膈，属胃，络脾。

胸两旁高处为膺。膺上横骨为巨骨。巨骨上陷中为缺盆。其支别者，从大迎前下人迎，循喉咙，历水突、气舍，入缺盆，行足少阴俞府之外，下膈。当上脘、中脘之分，属胃络脾。

人迎在颈大脉动应手，挟结喉旁一寸五分。水突在颈大筋前，直人迎下，气舍上。气舍在颈直人迎下，挟天突陷中。缺盆在肩下横骨陷中。俞府，见足少阴经。上脘，见任脉，足阳明、手太阳、任脉之会。中脘，见任脉，手太阳、少阳、足阳明所生，任脉之会。

其直行者，从缺盆，下乳内廉，下挟脐，入气冲中。

直行者，从缺盆而下，下乳内廉，循气户、库房、屋翳、膺窗、乳中、乳根、不容、承满、梁门、关门、太乙、滑肉门。下挟脐，历天枢、外陵、大巨、水道、归来诸穴，而入气冲中也。

气户，在巨骨下，俞府旁二寸陷中。库房，在气户下一寸六分陷中，仰而取之。屋翳，在库房下一寸六分陷中，仰而取之。膺窗，在屋翳下一寸六分陷中。乳中穴，当乳是。乳根穴，在乳下一寸六分陷中，仰而取之。不容，在幽门旁，相去各一寸五分。承满，在不容下一寸。梁门，在承满下一寸。关门，在梁门下一寸。太乙，在关门下一寸。滑肉门，在太乙下一寸，下挟脐。天枢，在挟脐

① 却：去而复回，循行上有转折。
② 客主人：上关。

二寸。外陵,在天枢下一寸。大巨,在外陵下一寸。水道,在大巨下三寸。归来,在水道下二寸。气冲,一名气街,在归来下,鼠鼷上一寸,动脉应手宛宛中。自气户至乳根去中行各四寸。自不容至滑肉门去中行各二寸。自天枢至归来去中行各二寸。

其支者,起胃下口①,循腹里,下至气冲中而合。

胃下口,下脘之分,《难经》云太仓下口为幽门者是也。自属胃处。起胃下口,循腹里,过足少阴肓俞之外、本经之里,下至气冲中,与前之入气冲者合。

以下髀关,抵伏兔,下入膝膑中,下循胻②外廉,下足跗,入中趾外间。

抵,至也。股外为髀,髀前膝上起肉处,为伏兔,伏兔后交叉为髀关,挟膝解中为膑,胫骨为胻。跗,足面也。既相合气冲中,乃下髀关,抵伏兔,历阴市、梁丘,下入膝膑中,经犊鼻,下循胻外廉之三里、巨虚上廉、条口、巨虚下廉、丰隆、解溪,下足跗之冲阳、陷谷,入中趾内③间之内庭,至厉兑而终也。

髀关,在膝上伏兔后交叉中一作交分。伏兔在膝上六寸起肉,正跪坐而取之。一云,膝盖上七寸。阴市,在膝上三寸,伏兔下陷中,拜而取之。梁丘,在膝上二寸两筋间。犊鼻,在膝膑下,胻骨上,骨解大筋中。三里,在膝眼下三寸,胻骨外大筋内宛宛中,举足取之,极重按之,则跗上动脉止矣。巨虚上廉,在三里下三寸,举足取之。条口,在下廉上一寸,举足取之。巨虚下廉,在上廉下三寸,举足取之。丰隆,在外踝上八寸,下胻外廉陷中,别走太阴。解溪在冲阳后一寸五分,腕上陷中。冲阳在足跗上五寸,骨间动脉,去陷谷三寸。陷谷在足大趾次趾间,本节后陷中。内庭在足大趾次趾外间陷中。厉兑在足大趾次趾去爪甲如韭叶。

其支者,下膝三寸,而别以下,入中趾外间。

此支自膝下三寸,循三里穴之外,别行而下,入中趾外间,与前之内庭、厉兑合也。

---

① 胃下口:贲门处,相当于下脘穴处。

② 胻:胫骨。

③ 内:原作"外",据《灵枢·经脉》改。

其支者，别跗上，入大趾间，出其端。

此支自跗上冲阳穴，别行入大趾间，斜出足厥阴行间穴之外，循大趾下出其端，以交于足太阴。

是动则病：洒洒然振寒，善伸数欠颜黑，病至则恶人与火，闻木音则惕然而惊，心欲动，独闭户牖而处，甚则欲上高而歌，弃衣而走，贲响腹胀，是谓骭厥。

是主血所生病者：狂、疟、温淫、汗出，鼽衄，口喎，唇胗，颈肿，喉痹，大腹水肿，膝膑肿痛，循膺、乳、气街、股、伏兔、骭外廉、足跗上皆痛，中指不用。气盛则身以前皆热，其有余于胃则消谷善饥、溺色黄。气不足则身以前皆寒慄，胃中寒则胀满[1]。盛者，人迎大三倍于寸口；虚者，人迎反小于寸口也。

足太阴脾经穴歌

二十一穴太阴脾，隐白大都太白随，公孙商丘三阴交，漏谷地机阴陵坳，血海箕门冲门开，府舍腹结大横排，腹哀食窦连天溪，胸乡周荣大包随。

足太阴脾之经。凡二十一穴，左右共四十二穴，是经多气少血。

脾广三寸，长五寸，掩乎太仓，附著于脊之第十一椎。

足太阴之脉，起于大趾之端，循趾内侧白肉际，过覈骨后，上内踝前廉。

覈骨，一作核骨，俗云孤拐骨是也。足跟后两旁起骨为踝骨。足太阴起大趾之端隐白穴，受足阳明之交也。由是循大趾内侧白肉际大都穴，过核骨后，历太白、公孙、商丘，上内踝前廉之三阴交也。

---

[1] 胃中寒则胀满：寒邪犯胃、胃实寒证、胃虚寒证均可见胃脘部胀满的症状。

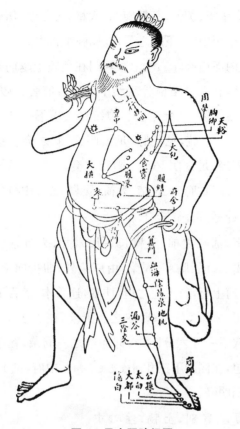

图 6 足太阴脾经图

隐白在足大趾内侧端,去爪甲角如韭叶。大都,在足大趾本节后陷中。太白在足内侧核骨下陷中。公孙在足大趾本节后一寸,别走阳明。商丘在足内踝下微前陷中。三阴交在内踝上三寸,骨下陷中。

上腨内,循胫骨后,交出厥阴之前。

腨,腓肠也。由三阴交上腨内,循胻骨后之漏谷,上行二寸,交出足厥阴经之前,至地机、阴陵泉。

漏谷在内踝上六寸,骨下陷中。地机在膝下五寸。阴陵泉在膝下内侧,辅骨下陷中,伸足取之。

上循膝股内前廉,入腹,属脾络胃。

髀内为股。脐上下为腹。自阴陵泉上循膝股内前廉之血海、箕门,迤逦入腹，经冲门、府舍，会中极、关元，复循腹结、大横，会下脘，历腹哀、过日月、期门之分，循本经之里，下至中脘、下脘之际，以属脾络胃也。

血海在膝膑上内廉白肉际二寸中。箕门在鱼腹上越筋间，阴股内动脉中。冲门，上去大横五寸，在府舍下横骨端约中动脉。府舍在腹结下三寸。中极、关元，并见任脉，皆足三阴、任脉之会。腹结在大横下一寸三分。大横在腹哀下三寸五分，直脐旁。下脘，见任脉，足太阴、任脉之会。腹哀在日月一寸五分。日月，见足少阳经，足太阴、少阳、阳维之会。期门，见足厥阴经，足太阴、厥阴、阴维之会也。冲门、府舍、腹结、大横、腹哀，去腹中行各四寸半。

上膈，挟咽，连舌本，散舌下。

咽，所以咽物者，居喉之前，至胃长一尺六寸，为胃系也。舌本，舌根也。由腹哀上膈，循食窦、天溪、胸乡、周荣，由周荣外，曲折向下至大包，又自大包外，曲折向上，会中府上行，行人迎之里，挟咽，连舌本，散舌下而终焉。

食窦，在天溪下一寸六分，举臂取之。天溪，在胸乡下一寸六分，仰而取之。胸乡，在周荣穴下一寸六分陷中，仰而取之。周荣，在中府下一寸六分陷中，仰而取之。大包，在渊腋下三寸渊腋见足少阳。中府，见手太阴经，足太阴之会也。人迎，见足阳明经。

其支别者，复从胃别，上膈，注心中。

此支由腹哀别行，再从胃部中脘穴之外，上膈，注于膻中之里，心之分，以交于手少阴。

中脘、膻中，并任脉穴。

是动则病：舌本强，食则呕，胃脘痛，腹胀，善噫，得后①与气②则快然如衰，身体皆重。

是主脾所生病者：舌本痛，体不能动摇，食不下，烦心，心下急痛，寒疟，溏、瘕、泄，水闭，黄疸，不能卧，强立，股膝内厥③瘇④，足大

---

① 后：大便。
② 气：矢气，放屁、屁气。
③ 厥：寒冷。
④ 瘇：同"尰"，脚肿之意。

趾不用。盛者,寸口大三倍于人迎;虚者,寸口反小于人迎也。

手少阴心经穴歌

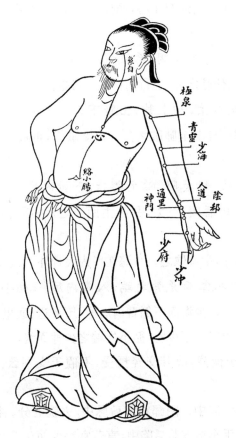

图7 手少阴心经图

九穴心经①手少阴。极泉青灵少海深,灵道通里阴郄邃。神门少府少冲寻。

---

① 心经:原无,据上、下文文体补。

手少阴，心之经。凡九穴，左右共十八穴。是经多气少血。

心形如未敷莲花，居肺下膈上，附著于脊之第五椎。

手少阴之脉，起于心中，出属心系，下膈络小肠。

心系有二：一则上与肺相通，而入肺两大叶间；一则由肺叶而下，曲折向后，并脊膂，细络相连，贯脊髓，与肾相通，正当七节之间。盖五脏系皆通于心，而心通五脏系也。手少阴经起于心，循任脉之外，属心系，下膈，当脐上二寸之分，络小肠。

其支者，从心系，上挟咽，系目①。

支者，从心系出任脉之外，上行而挟咽系目也。

其直者，复从心系，却上肺，出腋下。

直者，复从心系，直上至肺脏之分。出循腋下，抵极泉也。穴在臂内腋下筋间，动脉入胸。

下循臑内后廉，行太阴、心主之后，下肘内廉。

自极泉下循臑内后廉，行太阴、心主两经之后，历青灵穴，下肘内廉，抵少海。

青灵在肘上三寸，举臂取之。少海在肘内大骨外，去肘端五分。

循臂内后廉，抵掌后兑骨之端，入掌内廉②，循小指之内，出其端。

腕下踝为兑骨。自少海而下循臂内后廉，历灵道、通里，至掌后锐骨之端，经阴郄、神门，入掌内廉。至少府，循小指端之少冲而终，以交于手太阳也。心为君主之官，示尊于他藏，故其交经授受，不假于支别云。灵道在掌后一寸五分。

通里在腕后一寸陷中。阴郄在掌后脉中，去腕五分。神门在掌后锐骨之端陷者中。少府在手小指本节后陷中，直劳宫。少冲在手小指内廉端，去爪甲如韭叶。

是动则病：嗌干，心痛，渴而欲饮，是为臂厥。

---

① 系目：《灵枢·经脉》此后有"系"字。

② 内廉：《灵枢·经脉》作"内后廉"。

是主心所生病者：目黄①，胁痛，臑臂内后廉痛、厥，掌中热、痛。盛者,寸口大再倍于人迎;虚者,寸口反小于人迎也。

手太阳小肠经穴歌

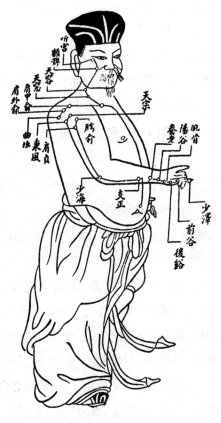

图8 手太阳小肠经

手太阳穴一十九,少泽前谷后溪遇,腕骨阳谷可养老,支正小海肩贞走,臑俞天宗及秉风,曲垣肩外复肩中,天窗天容上颧髎,却入耳

---

① 目黄：眼睛之白睛发黄。

中循听宫。

手太阳小肠之经。凡十九穴，左右共三十八穴。是经多气少血。

小肠长三丈二尺，左回叠积十六曲。胃之下口，小肠上口也，在脐上二寸，水谷于是入焉。脐上一寸，为水分穴，则小肠下口也。至是而泌别清浊，水液入膀胱，滓秽入大肠。

手太阳之脉，起于小指之端，循手外侧腕上，出踝中①。

臂骨尽处为腕，腕下兑骨为踝。本经起小指端少泽穴，由是循手外侧之前谷、后溪上腕，出踝中，历腕骨、阳谷、养老穴也。

少泽在手小指外侧端，去爪甲角一分陷中。前谷在手小指外侧，本节前陷中。后溪在手小指外侧，本节后陷中。腕骨在手外侧腕前，起骨下陷中。阳谷在手外侧腕中，兑骨下陷中。养老在手踝骨上一空，腕后一寸陷中。

直上循臂骨下廉，出肘内侧两骨之间，上循臑外后廉，出②肩解，绕③肩胛，交肩上。

脊两旁为膂。膂上两骨为肩解。肩解下成片骨为肩胛，一名膊。自养老穴直上，循臂骨下廉支正穴，出肘内侧两骨之间，历小海穴，上循臑外后廉。行手阳明、少阳之外，上肩，循肩贞、臑俞、天宗、秉风、曲垣、肩外俞、肩中俞诸穴，乃上会大椎，因左右相交于两肩之上。

支正在腕后五寸。小海在肘内大骨外，去肘端五分陷中。肩贞在肩曲胛下，两骨解间，肩髃后陷中。臑俞在挟肩髎手少阳穴后大骨下，胛上廉陷中。天宗在秉风后大骨下陷中。秉风在天髎外肩上小髃后，举臂有空。曲垣，在肩中央曲胛陷中，按之应手痛。肩外俞在肩胛上廉，去脊三寸陷中。肩中俞，在肩胛内廉，去脊二寸陷中。大椎，见督脉，手足三阳、督脉之会。

入缺盆络心，循咽下膈，抵④胃，属小肠。

自交肩上入缺盆，循肩向腋下行，当膻中之分络心，循胃系下膈，过上脘、

① 踝中：尺骨茎突。
② 出：由内往外，由里及表。
③ 绕：环绕循行。
④ 抵：到达，循行到某处。

中脘,抵胃下,行任脉之外,当脐上二寸之分属小肠。膻中、上脘、中脘,并见任脉会穴也。

其支者,别从缺盆循颈上颊,至目锐眦,却入耳中。

目外角为锐眦。支者,别从缺盆,循颈之天窗、天容上颊,抵颧髎,上至目锐眦,过瞳子髎,却入耳中,循听宫而终也。

天窗在颈大筋前曲颊下,扶突后,动脉应手陷中。天容在耳曲颊后。颧髎在面顑骨下廉,锐骨端陷中。瞳子髎,足少阳经穴。听宫在耳中珠子大如赤小豆。

其支者,别颊,上頙,抵鼻,至目内眦。

目下为頙,目大角为内眦。其支者,别循挟上頙,抵鼻至目内眦睛明穴,以交于足太阳也。睛明,足太阳经穴。

是动则病,嗌痛,颔肿,不可回顾,肩似拔,臑似折。

是主液所生病者,耳聋,目黄,颊肿,颈、颔、肩、臑、肘、臂外后廉痛。盛者,人迎大再倍于寸口;虚者,人迎反小于寸口也。

足太阳膀胱经穴歌

足太阳穴①六十三,睛明攒竹曲差参,五处承光上通天,络却玉枕天柱斟,大杼风门引肺俞,厥阴心俞膈俞注,肝俞胆俞脾俞同,胃俞三焦肾俞中,大肠小肠膀胱俞,中膂白环两俞输,自从大杼至白环,相去脊中三寸间,上髎次中复下髎,会阳承扶殷门亚,浮郄委阳委中蹲,膊内挟脊附分当,太阳行背第三行,魄户膏肓与神堂,譩譆膈关魂门旁,阳纲意舍仍胃仓,肓门志室胞之肓,二十椎下秩边藏,合腘以下合阳是,承筋承山居其次,飞阳跗阳泊昆仑,仆参申脉连金门,京骨束骨交通谷,小指外侧至阴续。

---

① 穴:原无,据上、下文文义补。

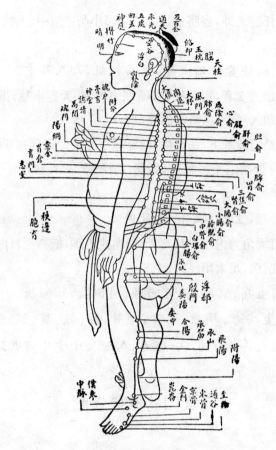

图9　足太阳膀胱经图

足太阳，膀胱之经。凡六十三穴，左右共一百二十六穴。是经多血少气。

膀胱重九两二铢，纵广九寸，居肾下之前，大肠之侧，当脐上一寸水分穴之处。小肠下口，乃膀胱上际也，水液由是渗入焉。

足太阳之脉，起于目内眦，上额，交巅上[①]。

目大角为内眦，发际前为额，脑上为巅。巅，顶也。足太阳起目内眦睛明穴，上额，循攒竹，过神庭，历曲差、五处、承光、通天，自通天斜行，左右相交于巅上之百会也。

睛明在目内眦。攒竹在眉头陷中。神庭，见督脉，足太阳、督脉之会也。

① 上：《灵枢·经脉》中无"上"字。

曲差在神庭旁一寸五分，入发际。五处，挟上星旁一寸五分。承光在五处后一寸五分。通天在承光后一寸五分。百会，见督脉，足太阳、督脉之交会也。

其支别^①者，从巅至耳上角。

支别者，从巅之百会，抵耳上角，过率谷、浮白、窍阴穴，所以散养于经脉也。率谷、浮白、窍阴三穴，见足少阳经，足太阳、少阳之会也。

其直行者，从巅入络脑，还出别下项。

脑，头髓也。颈上为脑，脑后为项。此直行者，由通天穴后，循络却、玉枕，入络脑。复出下项，抵天柱也。

络却在通天后一寸五分。玉枕在络却后一寸五分，挟脑户旁一寸三分，枕骨上，入发际三寸。脑户，督脉穴，足太阳、督脉之会。天柱在颈大筋外廉，挟项，发际陷中。

循肩膊内，挟脊，抵腰中，入循膂，络肾，属膀胱。

肩后之下为肩膊，椎骨为脊，尻上横骨为腰，挟脊为膂。自天柱而下，过大椎、陶道，却循肩膊内，挟脊两旁下行，历大杼、风门、肺俞、厥阴俞、心俞、膈俞、肝俞、胆俞、脾俞、胃俞、三焦俞、肾俞、大肠俞、小肠俞、膀胱俞、中膂俞、白环俞，由是抵腰中，入循膂，络肾，下属膀胱也。

大椎，见督脉，手足三阳、督脉之会。陶道，见督脉，足太阳、督脉之会。大杼在项后第一椎下。风门在第二椎下。肺俞在第三椎下。厥阴俞在第四椎下。心俞在第五椎下。膈俞在第七椎下。肝俞在第九椎下。胆俞在第十椎下，正坐取之。脾俞在第十一椎下。胃俞在第十二椎下。三焦俞在第十三椎下。肾俞在第十四椎下，与脐平。大肠俞，在第十六椎下。小肠俞在第十八椎下。膀胱俞在第十九椎下。中膂俞在第二十椎下，挟脊起肉。白环俞在第二十一椎下，伏而取之。自大杼至白环俞诸穴，并背部第二行，相去脊中，各一寸五分。

其支别者，从腰中，下^②贯^③臀，入腘中。

---

① 别：《灵枢·经脉》无"别"字。
② 下：《灵枢·经脉》此下有"挟脊"二字。
③ 贯：直达某处。

臀，尻也。挟腰髋骨两旁为机，机后为臀。腓肠上，膝后曲处为腘。其支别者，从腰中循腰髁，下挟脊，历上髎、次髎、中髎、下髎。按腰髁即腰监骨，人脊椎骨有二十一节，自十六椎节而下为腰监骨，挟脊附著之处。其十七至二十凡四椎，为腰监骨所揜附，而八髎穴则挟脊第一、二空云云也。会阳在尾骶骨两旁，则二十一椎乃复见而终焉。又按：督脉当脊中起于长强，在二十一椎下，等而上之，至第十六椎下为阳关穴，其二十椎至十七椎皆无穴，乃知为腰监骨所揜明矣。会阳下贯臀，至承扶、殷门、浮郄、委阳，入腘中之委中穴也。

上髎在第一空，腰髁下一寸，挟脊陷中。次髎在第二空，挟脊陷中。中髎在第三空，挟脊陷中。下髎在第四空，挟脊陷中。会阳在尾骶骨两旁。承扶在尻臀下，股阴上纹中。殷门在肉郄下六寸。浮郄在委阳上一寸，屈膝得之。委阳在承扶下六寸，屈膝取之，足太阳之后，出于腘中外廉两筋间。委中在腘中央约纹中动脉。

其支别者，从膊内左右，别下贯胛，挟脊内，过髀枢。

膂肉曰胛，夹脊肉也。其支者，为挟脊两旁第三行，相去各三寸之诸穴。自天柱而下，从膊内左右别行，下贯胛膂，历附分、魄户、膏肓、神堂、譩譆、膈关、魂门、阳纲、意舍、胃仓、肓门、志室、胞肓、秩边、下历尻臀，过髀枢也。股外为髀，捷骨之下为髀枢。

附分在第二椎下，附项内廉。魄户在第三椎下。膏肓在第四椎下，近五椎上，取穴时令人正坐，曲脊伸两手，以臂著膝前令端直，手大指与膝头齐，以物支肘，勿令臂动摇。神堂在第五椎下。譩譆在肩膊内廉，挟第六椎下。膈关在第七椎下，正坐开肩取之。魂门在第九椎下。阳纲在第十椎下。意舍在第十一椎下。胃仓在第十二椎下。肓门在第十三椎下又肋间。志室在第十四椎下，并坐正取之。胞肓在第十九椎下。秩边在第二十椎下，并伏而取之。

循髀外后廉，下合腘中，以下贯腨内，出外踝之后，循京骨，至小趾外侧端。

腨，腓肠也。循髀外后廉，髀枢之里，承扶之外，一寸五分之间，而下与前之入腘中者相合，下行循合阳穴下，贯腨内，历承筋、承山、飞阳、跗阳，出外踝后之昆仑、仆参、申脉、金门，循京骨、束骨、通谷，至小趾外侧端之至阴穴，以交于足少阴也。

合阳在膝约纹中央下三寸。承筋在腨肠中央陷中。承山在腨肠下分肉间。飞阳在外踝上七寸。跗阳在外踝上三寸。昆仑在外踝后跟骨上陷中。仆参在跟骨下陷中,拱足取之。申脉在外踝下陷中,容爪甲白肉际。金门在足外踝下。京骨在足外侧大骨下,赤白肉际陷中。束骨在足小趾外侧,本节后陷中。通谷①在足小趾外侧,本节前陷中。至阳在足小趾外侧,去爪甲角如韭叶。

是动则病:冲头痛,目似脱,项似拔,脊痛,腰似折,髀②不可以曲,腘如结,腨如裂,是谓踝厥。

是主筋所生病者:痔,疟,狂,癫疾,头囟顶③痛,目黄,泪出,鼽衄,项背、腰尻、腘、腨、脚皆痛,小趾不用。盛者,人迎大再倍于寸口;虚者,人迎反小于寸口也。

足少阴肾经穴歌

足少阴二十七穴,涌泉然谷太溪溢,大钟照海通水泉,复溜交信筑宾连,阴谷横骨至大赫,气穴四满中注立,肓俞商曲④石关蹲,阴都通谷幽门僻,步廊神封灵墟位,神藏彧中俞府既。

足少阴肾之经。凡二十七穴,左右共五十四穴。是经多气少血。

肾有两枚,状如石卵,色黑紫,当胃下两旁,入脊膂附脊之第十四椎,前后与脐平直。

足少阴之脉,起于小趾之端,斜趋足心。

---

① 通谷:即足通谷。
② 髀:原为"踝",据《灵枢·经脉》改。
③ 顶:《灵枢·经脉》作"项"。
④ 曲:原为"谷",据"商曲"穴名改。

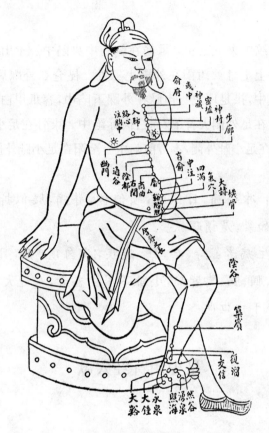

图 10　足少阴肾经

　　趋，向也。足少阴起小趾之下，斜向足心之涌泉穴，在足心陷中，屈①足卷指宛宛中。

　　出然谷之下，循内踝之后，别入跟中，上腨内，出腘内廉。

　　跟，足跟也。由涌泉转出足内踝然谷穴，上循内踝后太溪穴，别入跟中之大钟、照海、水泉，乃折自大钟之外，上循内踝，行厥阴太阴之后，经复溜、交信，过三阴交，上腨内，循筑宾，出腘内廉，抵阴谷也。

　　然谷在足内踝前大骨下陷中。太溪在足内踝后跟骨上，动脉陷中。大钟在足跟后踵中。照海在足内踝下。水泉在太溪下一寸内踝下。复溜在足内踝上二寸，动脉陷中。交信在足内踝上二寸，少阴前、太阴后。三阴交见足太阴，足三阴

　　① 屈：原为"届"，据文义改。

之交会也。筑宾在足内踝上腨分中。阴谷在膝内辅骨后,大筋下,小筋上,按之应手,屈膝乃得之。

上股内后廉,贯脊,属肾,络膀胱。

由阴谷上股内后廉,贯脊会于脊之长强穴。还出于前,循横骨、大赫、气穴、四满、中注、肓俞,当肓①俞之所,脐之左右,属肾,下脐,上过关元、中极,而络膀胱也。

长强,见督脉,足少阴、少阳所结会,督脉别络也。横骨在大赫下一寸,肓俞下五寸。《千金》云,在阴上横骨中,宛曲如却月中央是。大赫在气穴下一寸。气穴在四满下一寸。四满在中注下一寸,气海旁一寸。中注在肓俞下一寸。肓俞在商曲下一寸,去脐旁五分。自横骨至肓俞,考之《资生经》云②中行各一寸半。关元、中极,并任脉穴,足三阴、任脉之会。

其直行者,从肾上贯肝、膈,入肺中,循喉咙,挟舌本。

其直行者,从肓俞属肾处上行,循商曲、石关、阴都、通谷诸穴,贯肝上,循幽门上膈,历步廊,入肺中,循神封、灵墟、神藏、或中、俞府,而上循喉咙,并人迎,挟舌本而终也。

商曲在石关下一寸。石关在阴都下一寸。阴都在通谷下一寸。通谷在幽门下一寸。幽门,挟巨阙旁各五分。商曲至通谷,去腹中行各五分。步廊在神封下一寸六分陷中。神封在灵墟下一寸六分陷中。灵墟在神藏下一寸六分陷中。神藏在或中下一寸六分陷中。或中在俞府下一寸六分陷中。俞府在巨骨下,璇玑旁二寸陷中。自步廊至或中,去胸中行各二寸,并仰面而取之。人迎穴,见足阳明经。

其支者,从肺出,络心,注胸中。

两乳间为胸中。支者,自神藏别注,绕心,出胸之膻中,以交于手厥阴也。

是动则病,饥不欲食,面黑如地色,咳唾则有血,喝喝而喘,坐而欲起,目𥉉𥉉如是无所见,心如悬若饥状,气不足则善恐,心惕惕如人将捕之,是谓骨厥。

---

① 肓:原为"盲",据"肓俞"穴名改。
② 云:原为"去",据文义改。

是主肾所生病者，口热，舌干，咽肿，上气，嗌干及痛，烦心，心痛，黄疸，肠澼，脊、臀、股内后廉痛、痿、厥，嗜卧，足心热而痛。盛者，寸口大再倍于人迎；虚者，寸口反小于人迎也。

手厥阴心包经穴歌

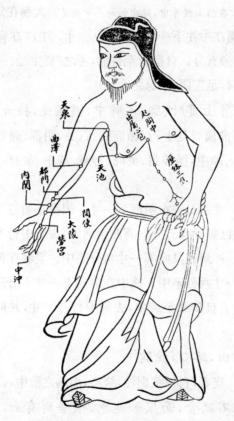

图 11　手厥阴心包经

九穴心包手厥阴，天池天泉曲泽深，郄门间使内关对，大陵劳宫中冲备。

手厥阴心包之经。凡九穴，左右共十八穴。是经多血少气。

心包，一名手心主，以藏象校之，在心下横膜之上，竖膜之下，与横膜相粘，而黄脂漫裹者心也，其漫脂之外，有细筋膜如丝，与心肺相连者，心包也。或问：手厥阴经，曰心主，又曰心包络，何也？曰：君火以名，相火以位，手厥阴代君火行事，以用而言，故曰手心主，以经而言，则曰心包络。一经而二名，实相火也。

手厥阴之脉，起于胸中，出属心包，下膈，历①络三焦。

手厥阴，受足少阴之交，起于胸中，出属心包，由是下膈，历络于三焦之上脘、中脘及脐下一寸，下焦之分也。

其支者，循胸，出胁，下腋三寸，上抵腋下，下循臑内，行太阴、少阴之间，入肘中。

胁上际为腋。自属心包，上循胸，出胁，下腋三寸，天池穴，上行抵腋下，下循臑内之天泉穴，以介乎太阴、少阴两经之中间，入肘中之曲泽也。

天池在腋下三寸，乳后一寸，著胁直腋橛肋间。天泉在曲腋下，去臂二寸，举臂取之。曲泽在肘内廉下陷中，屈肘得之。

下臂行两筋②之间，入掌中，循中指，出其端。

由肘中下臂，行臂两筋之间，循郄门，间使、内关、大陵，入掌中劳宫穴，循中指，出其端之中冲云。

郄门在掌后，去腕五寸。间使在掌后三寸，两筋间陷中。内关在掌后，去腕二寸。大陵在掌后，两筋间陷中。劳宫在掌中央，屈无名指取之。《资生经》云：屈中指。以今观之，莫若屈中指、无名指两者之间取之为妥。中冲，在手中指端，去爪甲如韭叶陷中。

其支别者，从掌中，循小指次指，出其端。

小指次指，无名指也，自小指逆数之，则为次指云。支别者，自掌中劳宫穴别行，循小指次指，出其端，而交于手少阳也。

是动则病：手心热，臂肘挛急，腋肿，甚则胸胁支满，心中澹澹大动，面赤，目黄，喜笑不休。

---

① 历：依次、历经。
② 两筋：掌长肌腱和桡侧腕屈肌腱。

是主脉所生病者：烦心，心痛，掌中热。盛者，寸口大十倍于人迎；虚者，寸口反小于人迎也。

手少阳三焦经穴歌

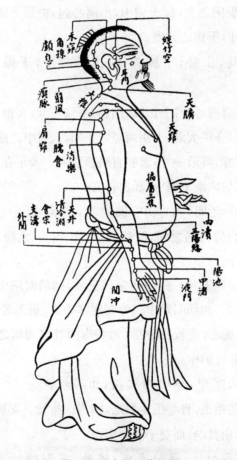

图 12　手少阳三焦经图

二十三穴手少阳，关冲液门中渚旁，阳池外关支沟会，会宗三阳四渎配，天井合去清冷渊，消泺臑会肩髎偏，天髎天牖同翳风，瘈脉颅息角孙通，耳门和髎丝竹空。

手少阳三焦之经。凡二十三穴,左右共四十六穴。是经多气少血。

三焦者,水谷之道路,气之所终始也。上焦在心下下膈在胃上口。其治在膻中,直两乳间陷者中;中焦在胃中脘,当脐上四寸,不上不下,其治在脐旁;下焦当膀胱上口,其治在脐下一寸。

手少阳之脉,起于小指次指之端,上出次指之间①,循手表腕,出臂外两骨之间,上贯肘。

臂骨尽处为腕,臑尽处为肘。手少阳起小指次指端关冲穴,上出次指之间,历液门、中渚,循手表腕之阳池,出臂外两骨之间,循外关、支沟、会宗、三阳络、四渎,乃上贯肘,抵天井穴也。

关冲在手小指次指之端,去爪甲如韭叶。液门在手小指次指间陷中。中渚在手小指次指本节后间陷中。阳池在手表腕上陷中。外关在腕后二寸陷中,别走手心主。支沟在腕后三寸,两骨间陷中。会宗在腕后三寸,空中一寸。三阳络在臂上大交脉,支沟上一寸。四渎在肘前五寸,外廉陷中。天井在肘外大骨后上一寸,两筋间陷中,屈肘得之。甄权云:曲肘后一寸,又手按膝头取之,两筋骨罅。

循臑外,上肩,交出足少阳之后,入缺盆,交②膻中,散③络心包,下膈,偏④属三焦。

肩肘之间,髆下对腋处为臑。从天井上行,循臂臑之外,历清冷渊、消泺,行手太阳之里、阳明之外,上肩,循臑会、肩髎、天髎,交出足少阳之后,过秉风、肩井下,入缺盆,复由足阳明之外而交会于膻中,散布络绕于心包,乃下膈,当胃上口,以属上焦,于中脘,以属中焦,于阴交,以属下焦也。

清冷渊在肘上二寸,伸肘举臂取之。消泺在肩下臂外间,腋斜肘分下行。臑会在肩前廉,去肩头三寸。肩髎在肩端臑上,举臂取之。天髎在肩,缺盆中上毖骨之际,陷中。秉风,见手太阳经,手足少阳、手太阳、阳明之会。肩井,见足少阳经,手足少阳、阳维之会。缺盆,足阳明经穴。膻中,见任脉,心包相火

---

① 次指之间:《灵枢·经脉》作"两指之间"。
② 交:《灵枢·经脉》作"布",为妥。
③ 散:扩散。
④ 偏:《灵枢·经脉》作"循",义胜。

用事之分也。中脘、阴交,见任脉,三焦之募,任脉气所发也。

其支者,从膻中,上出缺盆,上项,挟耳后,直上,出耳上角,以屈下颊,至頗。

脑户后为项。目下为頗。其支者,从膻中而上出缺盆之外,上项过大椎,循天牖上,挟耳后,经翳风、瘈脉、颅息,直上出耳上角,至角孙,过悬厘、颔厌,及过阳白、睛明、屈曲下颊,至頗,会颧髎之分也。

大椎,见督脉,手足三阳、督脉之会。天牖,在颈大筋外,缺盆上,天窗后_天窗后《资生经》作天容后,天柱前,完骨下,发际上。悬厘、颔厌,见足少阳经,手足阳明、少阳之交会也。翳风在耳后尖角陷中,按之引耳中痛。瘈脉在耳本后鸡足青脉中。颅息在耳后青脉中。角孙在耳郭中间上,开口有空。阳白,见足少阳经,手足阳明、少阳之会。睛明,见足太阳经。颧髎,见手太阳经,手少阳、太阳之会也。

其支者,从耳后,入耳中,却出,至目锐眦。

此支从耳后翳风穴,入耳中,过听宫,历耳门、和髎,却出至目锐眦,会瞳子髎,循丝竹空,而交于足少阳也。

听宫见手太阳经,手足少阳、手太阳三脉之会。耳门在耳前起肉,当耳缺中。和髎在耳前锐发下横动脉。瞳子髎,见足少阳经,手太阳、手足少阳,之会。丝竹空在眉后陷中。

是动则病:耳聋,浑浑焞焞,嗌肿,喉痹。

是主气所生病者:汗出,目锐眦痛,颊痛,耳后、肩、臑、肘、臂外皆痛,小指次指不用。盛者,人迎大一倍于寸口;虚者,人迎反小于寸口也。

足少阳胆经穴歌

少阳足经瞳子髎,四十三穴行迢迢,听会客主颔厌集,悬颅悬厘曲鬓翘,率谷天冲浮白次,窍阴完骨本神企,阳白临泣开目窗,正营承灵及脑空,风池肩井渊液长,辄筋日月京门当,带脉五枢维道续,居髎

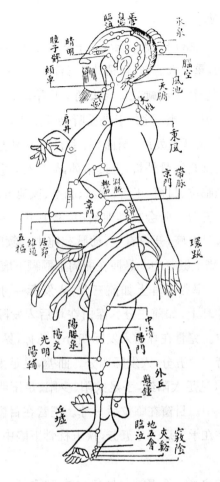

图 13　足少阳胆经

环跳下中渎，阳关阳陵复阳交，外丘光明阳辅高，悬钟丘墟足临泣，地
五侠溪窍阴毕。

　　此经头部自瞳子髎至风池，凡二十穴，作三折，向外而行。始瞳
子髎，至完骨，是一折；又自完骨外折，上至阳白，会睛明，是一折；又
自睛明上行，循临泣、风池，是一折。缘其穴曲折外，多难为科率。故
此作一至二十，次第以该之。一瞳子髎，二听会，三客主人，四颔厌，
五悬颅，六悬厘，七曲鬓，八率谷，九天冲，十浮白，十一窍阴，十二完
骨，十三本神，十四阳白，十五临泣，十六目窗，十七正营，十八承灵，

十九脑空,二十风池。

足少阳胆之经。凡四十三穴,左右共八十六穴。是经多气少血。

胆在肝之短叶间,重二两三铢,包精汁①三合。

足少阳之脉,起于目锐眦,上抵头角,下耳后。

足少阳经,起目锐眦之瞳子髎,于是循听会客主人,上抵头角,循颔厌,下悬颅、悬厘,由悬厘外循耳上发际,至曲鬓、率谷。由率谷外折,下耳后,循天冲、浮白、窍阴、完骨,又自完骨外折,上过角孙,循本神,过曲差,下至阳白会睛明,复从睛明上行,循临泣、目窗、正营、承灵、脑空、风池云。

瞳子髎在目外眦五分。听会在耳前陷中,上关下一寸,动脉宛宛,张口得之。客主人在耳前起骨上廉,开口有空,动脉宛宛中。颔厌在曲周下颞颥一名脑空上廉。悬颅在曲周上颞颥中。悬厘在曲周上颞颥下廉。曲鬓在耳上发际,曲隅陷中,鼓颔有孔。率谷在耳上如前三分,入发际一寸五分,陷者宛宛中。天冲在耳后发际二寸耳上,如前三分。浮白在耳后入发际一寸。窍阴在完骨上,枕骨下,摇动有空。完骨在耳后入发际四分。角孙,见手少阳经,手足少阳之会。本神在曲差旁一寸五分,入发际四分。曲差,见足太阳经。阳白在眉上一寸,直瞳子。睛明,见足太阳经,手足太阳、少阳、足阳明五脉之会。临泣在目上直入发际五分陷中。目窗在临泣后一寸。正营在目窗后一寸。承灵在正营后一寸五分。脑空在承灵后一寸五分,挟玉枕骨下陷中。风池,在颞颥后发际陷中。

循颈行手少阳之前,至肩上,却交出少阳之后,入缺盆。

自风池,循颈,过天牖穴,行手少阳脉之前,下至肩,上循肩井,却左右相交,出手少阳之后。过大椎、大杼、秉风,当秉风前,入缺盆之外。

天牖,见手少阳经。肩井在肩上陷中,缺盆上大骨前一寸半,以三指按取之,当中指下陷中者是。大椎,见督脉,手足三阳、督脉之会。大杼,见足太阳经,足太阳、少阳之会。秉风,见手太阳经,手太阳、阳明、手足少阳之会。缺盆,见足阳明经。

其支者,从耳后,入耳中,出走耳前,至目锐眦后。

---

① 汁:原为"汗",据文义改。

其支者，从耳后颞颥间，过翳风之分，入耳中，过听宫，出走耳前，复自听会，至目锐眦，瞳子髎之分也。

翳风，见手少阳经，手足少阳之会。听宫，见手太阳经，手足少阳、太阳三脉之会。听会、瞳子髎，见前。

其支者，别目锐眦，下大迎，合手少阳，抵于顪，下加颊车，下颈，合缺盆，下胸中，贯膈，络肝，属胆。

其支者，别自目外瞳子髎而下大迎，合手少阳于顪，当颧髎穴之分，下临颊车，下颈，循本经之前，与前之入缺盆者相合，下胸中天池之外，贯膈，即期门之所，络肝。下至日月之分，属于胆也。

大迎，见足阳明经。颧髎、颊车，手太阳穴。天池，手心主穴，手厥阴、足少阳之会。期门，足厥阴穴。日月，见下文，胆之募也。

循胁里，出气冲①，绕毛际，横入髀厌中。

胁，胠也。腋下为胁。曲骨之分为毛际。毛际两旁，动脉中为气冲。捷骨②之下为髀厌，即髀枢也。自属胆处，循胁内章门之里，出气冲，绕毛际，遂横入髀厌中之环跳也。

章门，足厥阴穴，足少阳、厥阴之会。气冲，足阳明穴。环跳，在髀枢中。

其直者，从缺盆，下腋，循胸，过季胁，下合髀厌中，以下循髀阳，出膝外廉。

胁骨之下为季胁。此直者，从缺盆直下腋，循胸，历渊液、辄筋、日月穴，过季胁，循京门、带脉、五枢、维道、居髎，由居髎入上髎、中髎、长强，而下与前之入髀厌者相合。乃下循髀外，行太阳、阳明之间，历中渎、阳关，出膝外廉，抵阳陵泉也。

渊腋在腋三寸宛宛中，举臂取之。辄筋在腋下三寸，复③前行一寸，著胁陷中。日月在期门下五分。京门在监骨下，腰中挟脊季肋本。带脉在季肋下一寸八分。五枢在带脉下三寸。维道在章门下五寸三分。居髎在章门下八寸三

---

① 冲：《灵枢·经脉第十》作"街"。

② 捷骨：疑为"捷骨"。

③ 复：原为"腹"，据文义改。

分,监骨上陷中。上髎、中髎,并见足太阳经。上髎为足少阳、太阳之络。中髎则足少阴、少阳所结之会也。长强,见督脉,足少阴、少阳所结之会。中渎,在髀骨外,膝上五寸,分肉间陷中。阳关,在阳陵泉上三寸,犊鼻外陷中。阳陵泉,在膝下一寸,外廉陷中。

下外辅骨之前,直下抵绝骨之端,下出外踝之前,循足跗上,入小趾次趾之间。

骱外为辅骨。外踝以上为绝骨。足面为跗。自阳陵泉,下外辅骨前,历阳交、外丘、光明,直下抵绝骨之端。循阳辅、悬钟而下,出外踝之前至丘墟,循足面之临泣、地五会、侠溪,乃上入小趾次趾之间,至窍阴而终也。

阳交在足外踝上七寸,斜属三阳分肉之间。外丘在足外踝上七寸。光明,在足外踝上五寸。阳辅在足外踝上四寸,辅骨前,绝骨端,如前三分,去丘墟七寸。悬钟在足外踝上三寸,动脉中。丘墟在足外踝下,如前去临泣三寸。足临泣在足小趾次趾本节后间陷中,去侠溪一寸半。地五会在足小趾次趾本节后陷中。侠溪在足小趾次趾歧骨间,本节前陷中。窍阴在足小趾次趾端,去爪甲如韭叶。

其支者,别跗上,入大趾之间,循大趾歧骨内,出其端,还贯入爪甲,出三毛。

足大趾本节后为歧骨,大趾爪甲后为三毛。其支者,自足跗上足临泣穴,别行入大趾,循歧骨内,出大指端,还贯入爪甲,出三毛,交于足厥阴也。

是动则病:口苦,善太息,心胁痛,不能转侧,甚则面有微尘,体无膏泽,足外反热,是谓阳厥。

是主骨所生病者:头角、颔痛,目锐眦痛,缺盆中肿痛,腋下肿,马刀挟瘿,汗出振寒,疟,胸、胁肋、髀、膝外至胫、绝骨、外踝前,及诸节皆痛,小趾次趾不用。盛者,人迎大一倍于寸口;虚者,人迎反小于寸口也。

窌,《广韵》力嘲切,深空之貌,即穴隙之谓也。江西席横家针灸书中,诸髎字皆作窌。岂髎、窌声相近而然?今悉拟改定,虽然所改有不尽者,亦不必苦求之也。

足厥阴肝经穴歌

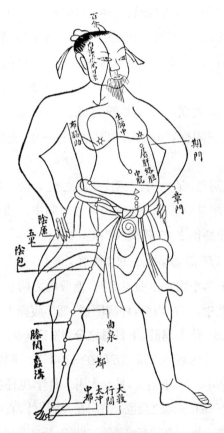

图 14 足厥阴肝经

　　足厥阴经①十三穴,起大敦而②行间接,太冲中封注蠡沟,中都膝关曲泉收,上续③阴包走五里,阴廉章门期门启。

　　足厥阴肝之经。凡十三穴,左右共二十六穴。是经多血少气。

---

　　①　经:据文义加。
　　②　而:据文义加。
　　③　上续:据文义加。

肝之为藏，左三叶，右四叶，凡七叶，其治在左。其藏在右胁右肾之前，并胃著脊之第九椎。

足厥阴之脉，起于大趾聚毛之上，循足跗上廉，去内踝一寸。

足大趾爪甲后为三毛，三毛后横纹为聚毛。去，相去也。足厥阴起于大趾聚毛之大敦穴，循足跗上廉，历行间、太冲，抵内踝一寸之中封也。

大敦在足大趾端，去爪甲如韭叶，及三毛中。行间在足大趾间，动脉应手。太冲在足大趾本节后二寸，或云一寸半动脉陷中。中封在足内踝前一寸陷中，仰而取之。

上踝八寸，交出太阴之后，上腘内廉。

自中封上踝，过三阴交，历蠡沟、中都，复上一寸，交出太阴之后，上腘内廉，至膝关、曲泉。

三阴交，见足太阴经，足少阴、太阴、厥阴之交会也。蠡沟在内踝上五寸。中都在内踝上七寸，胻骨中。膝关在犊鼻下二寸陷中。曲泉在膝内辅骨下，大筋上、小筋下陷中，屈膝得之，在膝横纹头是。

循股，入阴中，环阴器，抵小腹，挟胃，属肝，络胆。

髀内为股。脐下为小腹。由曲泉上行，循股内之阴包、五里、阴廉，遂当冲门、府舍之分，入阴毛中，左右相交，环绕阴器，抵小腹而上会曲骨、中极、关元，复循章门，至期门之所，挟胃属肝，下日月之分，络于胆也。

阴包在膝上四寸，股内廉两筋间。五里在气冲下三寸阴股中动脉。阴廉在羊矢下，去气冲二寸动脉中。冲门、府舍，见足太阴。曲骨，见任脉，足厥阴、任脉之会。中极、关元，见任脉，足三阴、任脉之会也。章门在大横①外，直脐季肋端，侧卧屈上足，伸下足，举臂取之。期门在②直两乳第二肋端，肝之募也。日月，见足少阳经。

上贯膈，布胁肋，循喉咙之后，上入颃颡，连目系，上出额，与督脉会于巅。

目内连深处为目系。颃颡，咽颡也。自期门上贯膈，行食窦之外、大包之里，散布胁肋，上云门、渊液之间，人迎之外，循喉咙之后，上入颃颡，行大迎、地仓、四

① 大横：原为"太横"，据穴名改。
② 在：据文义加。

白、阳白之外,连目系,上出额,行头临泣之里,与督脉相会于巅顶之百会也。

食窦、大包,足太阴经穴。云门,手太阴经穴。渊液,足少阳经穴。人迎、大迎、地仓、四白,见足阳明。阳白、头临泣,见足少阳。百会,见督脉。

其支者,从目系,下颊里,环唇内。

前此连目系,上出额。此支从目系,下行任脉之外,本经之里,下颊里,交环于口唇之内。

其支者,复从肝别,贯膈,上注肺。

此交经之支,从期门属肝处别,贯膈,行食窦之外,本经之里,上注肺中,下行至中焦,挟中脘之分,以交于手太阴也。

是动则病:腰痛,不可以俯仰,丈夫癩疝,妇人小腹肿,甚则嗌干,面尘脱色。

是主肝所生病者:胸满,呕逆,洞泄,狐疝,遗溺,癃闭。盛者,寸口大一倍于人迎;虚者,寸口反小于人迎也。

凡此十二经之病,盛则泻之,虚则补之,热则疾之,寒则留之,陷下则灸之,不盛不虚以经取之。

督脉经穴歌

督脉腰①背正②中行,二十七穴始长强,腰俞阳关命门当,悬枢脊中走筋缩,至阳灵台神道长,身柱陶道大椎俞,哑门风府连脑户,强间后顶百会前,前顶囟会上星圆,神庭素髎水沟里,兑端龈交斯已矣。

督脉。凡二十七穴③。

---

① 腰:原无,据文义加。
② 正:原无,据文义加。
③ 凡二十七穴:长强、腰俞、腰阳、关命、悬枢、脊中、筋缩、至阳、灵台、神道、身柱、陶道、大椎、哑门、风府、脑户、强间、后顶、百会、前顶、囟会、上星、神庭、素髎、水沟、兑端、龈交,此为滑氏所载,但今为29穴,加上中枢、印堂。

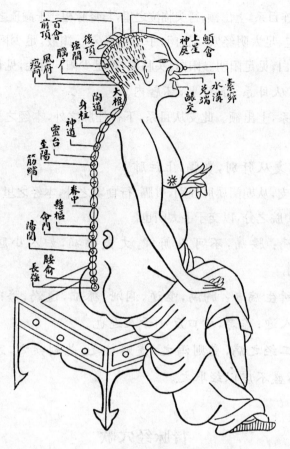

图 15　督脉图

督之为言都也，行背部之中行，为阳脉之都纲，奇经八脉之一也。

督脉者，起于下极之腧。

下极之腧，两阴之间，屏翳处也。屏翳两筋间为篡，篡内深处为下极，督脉之所始也。

并于脊里，上至风府，入脑，上巅，循额，至鼻柱，属阳脉之海也。

脊之为骨，凡二十一椎，通项骨三椎，共二十四椎。自屏翳而起，历长强穴，并脊里而上行，循腰俞、阳关、命门、悬枢、脊中、筋缩、至阳、灵台、神道、身柱、过风门[1]。循陶道、大椎、哑门，至风府入脑。循脑户、强间、后顶，上巅，至百会、前顶、

---

[1]　风门：原为"门风"，据"风门"穴名改。

囟会、上星、神庭,循额至鼻柱,经素髎、水沟、兑端,至龈交而终焉。云阳脉之海者,以人之脉络,周流于诸阳之分,譬犹水也,而督脉则为之都纲,故曰阳脉之海。

屏翳,见任脉,任脉别络,挟督脉、冲脉之会。长强在脊骶端。腰俞在第二十一椎节下间。阳关在第十六椎节下间。命门在第十四椎节下间。悬枢在第十三椎节下间。脊中在第十一椎节下间。筋缩在第九椎节下间。至阳在第七椎节下间。灵台在第六椎节下间。神道在第五椎节下间。身柱在第三椎节下间。风门,见足太阳,乃督脉、足太阳之会。陶道在大椎节下间陷中。自阳关至此诸穴,并俯而取之。大椎在第一椎上陷中。哑门在风府后,入发际五分。风府在项入发际一寸。脑户在枕骨上,强间后一寸五分。强间在后顶一寸五分。后顶在百会后一寸五分。百会一名三阳五会,在前顶后一寸五分,顶中央旋毛中,直两耳尖,可容豆。前顶在囟会后一寸五分陷中。囟会在上星后一寸陷中。上星在神庭后入发际,一寸陷中,容豆。神庭直鼻上入发际五分。素髎在鼻柱上端。水沟在鼻柱下人中。兑端,在唇上端。龈交,在唇内龈上龈缝中。

任脉经穴歌

任脉穴位①为②三八③,起于会阴上曲骨,中极关元到石门,气海阴交神阙立,水分下脘循建里,中脘上脘巨阙起,鸠尾中庭膻中萃,玉堂紫宫树华盖,璇玑天突廉泉清,上颐还以承浆承。

任脉。凡二十四穴④。

任之为言妊也,行腹部中行,为妇人生养之本,奇经之一也。

任脉者,起于中极之下,以上毛际,循腹里,上关元,至喉咙,属阴脉之海也。

---

① 穴位:原无,据文义加。
② 为:原为"分",据文义改。
③ 三八:三八为二十四,任脉有24个穴位。
④ 凡二十四穴:古今数目一样。

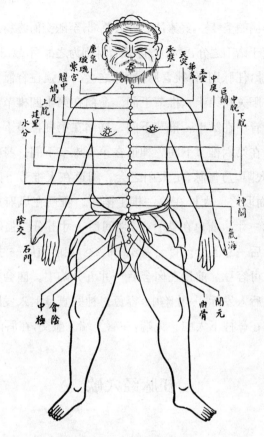

图 16　任脉图

　　任与督，一源而二歧，督则由会阴而行背，任则由会阴而行腹。夫人身之有任督，犹天地之有子午也。人身之任督，以腹背言；天地之子午以南北言，可以分，可以合者也。分之，于以见阴阳之不杂；合之，于以见浑沦之无间。一而二，二而一者也。任脉起于中极之下，会阴之分也。由是循曲骨，上毛际，至中极，行腹里，上循关元、石门、气海、阴交、神阙、水分、下脘、建里、中脘、上脘、巨阙、鸠尾、中庭、膻中、玉堂、紫宫、华盖、璇玑、天突、廉泉，上颐，循承浆，环唇上，至龈交分行，系两目下之中央，会承泣而终也。云阴脉之海者，亦以人之脉络，周流于诸阴之分，譬犹水也，而任脉则为之总任焉，故曰阴脉之海。

　　会阴，一名屏翳，在两阴间。曲骨在横骨上毛际陷中，动脉应手。中极在关元以下一寸。关元在脐下三寸。石门在脐下二寸。气海在脐下一寸五分。阴交在脐下一寸。神阙，当脐中。水分在下脘下一寸，上脐一寸。下脘在建里下一寸。建里在中脘下一寸。中脘在上脘下一寸。《灵枢经》云,髑骬即歧骨也,以下至天枢天枢,足阳明经穴,挟脐二寸,盖与脐平直也长八寸,而中脘居中是也。然人胃有大小,亦不可拘以身寸,但髑骬自至脐中,以八寸为度,各依部分取之。上脘在巨阙下一寸,当一寸五分,去蔽骨三寸。巨阙在鸠尾下一寸。鸠尾在蔽骨之端,言其骨垂下如鸠形,故以为名,膺前蔽骨下五分也。人无蔽骨者,从歧骨际下行一寸。中庭在膻中下一寸六分。膻中在玉堂下一寸六分,两乳间。玉堂在紫宫下一寸六分。紫宫在华盖下一寸六分。华盖在璇玑下二寸,《资生经》云一寸。璇玑在天突下一寸陷中。天突在颈结喉下一寸宛宛中。廉泉在颔下结喉上,舌本,阴维、任脉之会,仰而取之。承浆在唇下陷中,任脉、足阳明之会。龈交,见督脉,任、督二脉之会。承泣,见足阳明、跷脉、任脉、足阳明之会也。

按:任、督二脉之直行者,为腹背中行诸穴所系,今特取之,以附十二经之后,如《骨空论》所载者,兹不与焉。其余如冲、带、维、跷所经之穴,实则寄会于诸经之间尔。诚难与督、任二脉之灼然行腹背者比,故此得以略之。虽然,因略以致详,亦不害于兼取也,故其八脉全篇,仍别出于左方云。

上十四经正文,并与《金兰循经》同。

十四经发挥卷中终

卷下　奇经八脉篇

脉有奇常,十二经者,常脉也。奇经八脉,则不拘于常,故谓之奇经。盖以人之气血,常行于十二经脉,其诸经满溢,则流入奇经焉。奇经有八脉,督脉督于后,任脉任于前,冲脉为诸脉之海,阳维则维络诸阳,阴维则维络诸阴。阴阳自相维持,则诸经常调。维脉之外有带脉者,束之犹带也。至于两足跷脉,有阴有阳,阳跷行诸太阳之别,阴跷本诸少阴之别。譬犹圣人,图设沟渠,以备水潦,斯无滥溢之患。人有奇经,亦若是也。今总集奇经八脉所发者,气穴处所,共成一篇,附之发挥之后,以备通考云。

督 脉

　　督脉者,起于小腹以下骨中央,女子以系廷孔之端。其络循阴器,合篡①间,绕篡后,别绕臀,至少阴,与巨阳中络者合少阴,上腹内后廉,贯脊,属肾。与太阳起目内眦,上额,交巅上,入络脑,还出别下项,循肩膊内,挟脊,抵腰中,入循膂,络肾。其男子循茎下至篡,与女子等。其少腹直上者,贯脐中央,上贯心,入喉,上颐环唇,上系两目之中。此生病,从少腹上冲心而痛,不得前后,为冲疝,其女子不孕,痔隘,遗溺,嗌②干,治在督脉。

　　督别之臂③,名曰长强,侠膂,上项,散上头下,当肩胛左右,别走太阳,入贯膂。实则脊强,虚则头重,取之所别。故《难经》曰:督脉者,起于下极之腧,并于脊里,上至风府,入属于脑,上巅,循额至鼻柱,属阳脉之海也。此为病,令人脊强反折。

　　督脉,从头循脊骨,入骶,长四尺五寸,凡二十七穴。穴见前。

　　按:《内经》督脉所发者二十八穴,据法,十椎下一穴名中枢,阴尾骨两旁二穴名长强,共有二十九穴。今多龈交一穴,少中枢一穴、会阳二穴,则系督脉别络,与少阳会,故止载二十七穴。穴已见前。

任 脉

　　任脉者,与冲脉皆起于胞中,循脊里,为经络之海。其浮而外者,

---

① 篡:会阴部。
② 嗌:原为"隘",据督脉病证改。
③ 臂:疑为"别"。

循腹上行,会于咽喉,别而络唇口。血气盛则肌肉热,血独盛则渗灌皮肤生毫毛。妇人有余于气、不足于血,以其月事数下,任冲并伤故也。任冲之交脉,不营其口唇,故髭须不生。是以任脉为病,男子内结七疝,女子带下瘕聚。故《难经》曰:任脉起于中极之下,以上毛际,循腹里,上关元,至咽喉,上颐,循面入目,属阴脉之海。

凡此任脉之行,从胞中上注目,长四尺五寸,总二十四穴。穴见前。

按:《内经》云,任脉所发者二十八穴,经阙一穴,实有二十七穴,内龂交一穴,属督脉,承浆二穴属足阳明、跷脉,故止载二十四穴。穴已见前。

阳跷脉

阳跷脉者,起于跟中,循外踝上行,入风池。其为病也,令人阴缓而阳急。两足跷脉,本太阳之别,合于太阳,其气上行,气并相还,则为濡,目气不营则目合。男子数其阳,女子数其阴,当数者为经,不当数者为络也。跷脉长八尺。所发之穴,生于申脉外踝下,属足太阳经,以跗阳①为郄外踝上,本于仆参跟骨下,与足少阴会于居髎章门下,又与手阳明会于肩髃及巨骨并在肩端,又与手足太阳、阳维会于臑俞在肩髎后胛骨上廉,与手足阳明会于地仓口吻两旁,又与手足阳明会于巨髎鼻两旁,又与任脉、足阳明会于承泣目下七分。以上为阳跷脉之所发,凡二十穴②,阳跷脉病者,宜刺之。

阴跷脉

阴跷脉③者,亦起于跟中,循内踝上行,至咽喉,交贯冲脉。

---

① 跗阳:原为"辅阳",据文义改。
② 凡二十:申脉、跗阳、仆参、居髎、肩髃、巨骨、臑俞、地仓、巨髎、承泣,每侧10穴,共计20穴。但还有风池、睛明。
③ 阴跷脉:凡六穴,即照海、睛明、交信,每侧3个。

此为病者,令人阳缓而阴急。故曰跷脉者,少阴之别别于然谷之后,上内踝之上,直上循阴股入阴,上循胸里,入缺盆,上出人迎之前,入鼻,属目内眦,合于太阳。女子以之为经,男子以之为络。两足跷脉,长八尺,而阴跷之郄在交信内踝上二寸,阴跷脉病者取此。

冲 脉

冲脉者,与任脉皆起于胞中,上循脊里,为经络之海。其浮于外者,循腹上行,会于咽喉,别而络唇口。故曰:冲脉者,起于气冲,并足少阴之经,挟脐上行,至胸中而散。

此为病,令人逆气里急。《难经》则曰,并足阳明之经。以穴考之,足阳明挟脐左右各二寸而上行,足少阴挟脐左右各五分而上行。《针经》所载,冲脉与督脉,同起于会阴,其在腹也,行乎幽门、通谷、阴都、石关、商曲、肓俞、中注、四满、气穴、大赫、横骨,凡二十二穴①,皆足少阴之分也。然则冲脉并足少阴之经明矣。

阳维脉

阳维维于阳,其脉起于诸阳之会,与阴维皆维络于身。若阳不能维于阳,则溶溶不能自收持。其脉气所发,别于金门在足外踝下,太阳之郄,以阳交为郄在外踝上七寸,与手足太阳及跷脉会于臑俞肩后胛上廉,与

---

① 凡二十二穴:幽门、通谷、阴都、石关、商曲、肓俞、中注、四满、气穴、大赫、横骨,每侧11穴,共计22穴。但还有会阴、阴交、气冲。

手足少阳会于天髎_{在缺盆上}，又会于肩井_{肩上}，其在头也，与足少阳会于阳白_{在肩上}，上于本神及临泣，上至正营，循于脑空，下至风池，其与督脉会，则在风府及哑门。《难经》云：阳维为病，苦寒热。

此阳维脉气所发，凡二十四穴①。

阴维脉

阴维维于阴，其脉起于诸阴之交。阴若不能维于阴，则怅然失志。其脉气所发者，阴维之郄，名曰筑宾_{见足少阴}，与足太阴会于腹哀、大横，又与足太阴、厥阴会于府舍、期门，与任脉会于天突、廉泉。《难经》云：阴维为病，苦心痛。

此阴维脉气所发，凡十二穴②。

带脉

带脉者，起于季胁，回身一周。其为病也，腰腹纵容，如囊水之状。其脉气所发，在季胁下一寸八分。正名带脉，以其回身一周如带也。又与足少阳会于维道。此带脉所发，凡四穴③。

以上杂取《素问》《难经》《甲乙经》《圣济总录》中参合为篇。

十四经发挥卷下终

---

① 凡二十四穴：金门、阳交、臑俞、天髎、肩井、阳白、本神、足临泣、正营、脑空、风池，每侧11穴，加上单穴风府、哑门，共计24穴。阳维脉还循行到头维、目窗、承灵穴。
② 凡十二穴：筑宾、腹哀、大横、府舍、期门，每侧5穴，加上单穴天突、廉泉，共计12穴。
③ 凡四穴：带脉、维道，每侧2穴，共计4穴。但带脉也循行到章门、五枢。

　　《十四经发挥》,乃中国古代针灸经穴学之奇书也。原著者滑寿字伯仁号樱宁生,元代之襄城人。随其祖父官江南,徙仪真,又徙余姚。幼警敏,好学工诗,学医于京口名医王居中,学针法于东平高洞阳,尽得其术,驰名吴楚间。其治效多见《医学入门》中。尝言人身六脉,虽皆有系属,惟督任二经,则包乎腹背而有专穴,诸经满而溢者,则此受之,宜与十二经并论。乃取《内经·骨空论》及《灵枢》所述经脉,著《十四经发挥》,计三卷,通考隧穴六百四十有七。于针石诊脉,颇有发明之功。故非独学针灸者,宜熟玩之;学中医者,亦不可不寝馈此书也。此书中国几已失传,欲求古本,更不易得。

　　承师淡安,创办中国针灸学研究社,屡欲搜罗此书,以资研究,乃书肆坊间,百不一观。乙亥之秋,承师因赴日考察之便,见日人译有《十四经发挥》之书。购而读之,不禁拍案叫绝,中国学术之被日人罗致者,即此一端。已概可见矣,继思既有译本,亦必有硕果仅存之古本在焉。因不惮烦劳,举凡东京之医学书店,每日必涉足其间。细心流①览,废食忘餐,流连忘返,精诚所至,竟于某旧书店获得一《古本十四经发挥》焉。当时欣快之状,不可言喻。故不惜重价购而随之归。该书虽已破旧,字迹尚属清楚,且曾经日本名针家批注者。承师为提倡古代学术,公开研究起见,不肯秘而藏之。爰校其鱼鲁,正其讹误,付梓以广流传。内容悉照古本,不更一字。并由医学家张君钟毓,为之传、为之序,盖亦翔其实而懿之也。建明不才,经手付刊,校书如扫落叶,错误在所难免。未敢曰尽善尽美,兹值付刊之时,故纪其经过而书于后焉。

中华民国二十五年仲春月江西清江谢建明谨跋。

---

①　流览:疑为"浏览"。

《难经本义》

原著　滑寿

校注说明

本次校注以山东中医药大学图书馆《薛氏医案》清刻本渔古山房藏版为底本，以《周氏医学丛书》清光绪十七年辛卯（1891 年）池阳周氏刻本（简称周氏医学丛书本）为参校本。

本次校注的具体原则：

1. 全文采用简体横排，并加以现代标点符号。

2. 凡底本中异体字、俗写字、古字，均径改不出校。

3. 凡底本与校本互异，若显系底本有误、脱、衍、倒者，则据他校本或本书前后文例、文义改之、补之、删之，并出校注明。若怀疑底本有误、脱、衍、倒者，则不改动原文，只出校注明疑误理由。若底本因纸残致脱文字者，凡能据字形轮廓或医理可以大体判定出某字者，则补其字，或在注文中注明应补某字。凡底本无误，校本有误者，一律不出校。

4. 底本引录他书文献，虽有删节或缩写，但不失原意，不改。

5. 对难字、僻字、异读字，采用汉语拼音加直音的方法加以注音，并释字义；对费解的专用名词或术语加以注释；对通假字予以指明，并解释其假借义。

《难经本义》序（揭汯）

《素问》、《灵枢》，医之大经大法在焉，后世诸方书皆本于此。然其言简古渊涵，未易通晓，故秦越人发为《八十一难》，所以推明其义也。然越人去古未远，其言亦深，一文一字，意周旨密，故为之注释者，亦数十家。但各以臆见，而卒无归一之论。或得此而失彼，或举前而遗后，非惟自误，又以误人，识者病焉。许昌滑君伯仁，笃实详敏，博极群书，工于医者三十四年，起废愈痼，不可胜纪。遂昼惟夕思，旁推远索，作《难经本义》二卷，析其精微，探其隐赜，钩其玄要，疑者辨之，误者正之，诸家之善者取之。于是《难经》之书，辞达理明，条分缕解，而《素问》《灵枢》之奥，亦由是而得矣。夫人之生死系于医，医之本原出于经，经之旨不明，其害可胜言哉！然则伯仁之功，岂小补者耶！

至正二十六年二月工部郎中揭泧序

《难经本义》序（张翥）

医之为道圣矣！自神农氏，凡草木金石，可济夫夭死札瘥，悉列诸经。而《八十一难》，自秦越人推本轩岐、鬼臾区之书，发难析疑，论辩精诣，鬼神无遁情，为万世法，其道与天地并立，功岂小补也哉！且夫人以七尺之躯，五脏百骸受病，六气之沴，乃系于三指点按之下，一呼一吸之间，无有形影。特切其洪、细、濡、伏，若一发苟或谬误，则脉生而药死之矣！而可轻以谈医，而可易以习医邪？寓鄞滑伯仁，故家许，许去东垣近，早为李氏之学，遂名于医。予雅闻之，未识也。今年秋来，遗所撰《难经本义》，阅之使人起敬。有是哉！君之精意于医也。条释图陈，脉络尺寸，部候虚实，简而通，决而明。予虽未尝学，而思亦过半矣。

呜呼！医之道，生道也。道行则生意充宇宙，泽流无穷，人以寿死，是则往圣之心也。世之学者，能各置一通于侧，而深求力讨之，不为良医也者几希。

呜呼！越人我师也，伯仁不为我而刊诸梓，与天下之人共之，是则伯仁之心也，故举其大指为序。

至正二十五年①龙集②甲辰十月既望翰林学士承旨荣禄大夫知制诰兼修国史张翥序

---

① 至正二十五年：原为"至正七十五年"，至正是元惠宗年号之一，时间为1341～1370年，共计29年，故改。

② 龙集："集"原为"焦"，据文义改。"龙集"为"岁次"之意。

《难经本义》序（刘仁本）

粤自神农咀百药，而寒温辛酸甘苦品制之宜，君臣佐使之用，具诸本草，治药者于焉依据。曰黄帝作《素问》《内经》，凡受病根源舍府，皆切脉而知。故秦越人因之，设为八十一难问答，究竟精微，尽医师之道焉。世之医者，率熟诊而察脉[①]，而审证，而治药。若《难经》一书，诚大本领，苟不由《难经》而出，其亦庸医乎？余观注本草者，若今东阳朱彦修氏所著，已无余蕴。而解《难经》者，不知其几家，求诸精诣，千无一二。许昌滑君伯仁甫，挟岐黄之术，学仿于东垣李先生，精于诊而审于剂者也，愈疴起瘤，活人居多。余坐足疾，人人治而弗瘥。有言伯仁善治法，余致之，听其议论，皆自《难经》而来，迥异于世之言医者。岂异哉！究理义之精微，众人固弗识也。因出示所述《难经本义》二卷，发前人所未发之旨，首列诸图，后疏本义。盖其儒者积学二十余年，凡医之书，无不参考，而折衷己[②]意，各条问答之下。

吁嘻，其用心亦仁矣！得之者可以趋黄帝、岐伯之庭，而问崆峒[③]寿域也。虽然，吾闻之，望而知其病者谓之神，闻而知者谓之圣，又问而知之谓之工，至于诊脉浅深，呼吸至数，而后能疗治者，得巧之道焉。神圣工诋得见矣，今所求者巧耳。于巧之中，又不可以言语。文字传者，若扁之起虢，缓之视膏肓，于《难经》乎何有？然与否也，吾其审于伯仁甫云。

至正二十有一年重光赤奋若之岁腊月既望奉直大夫温州路总管管内劝农兼防御事天台刘仁本叙

凡　例

一、《难经》正文，周仲立、李子野辈擅加笔削，今并不从。

---

① 脉：原作"胇"，据文意改。
② 己：原为"已"，据文义改。
③ 崆峒：指广成子。崆峒山在今甘肃省平凉市。

二、纪齐卿于经中，盛字多改作甚字，岂国讳或家讳有所避耶？盖昧于临文不讳之义也，今不从。

三、经中错简、衍文，辨见各篇之下，仍为阙误总类，以见其概。

四、《八十一难经》，隋、唐书《经籍》、《艺文志》俱云二卷。后人或厘而为三，或分而为五。今仍为二卷，以复书志之旧。杨玄操复为十三类以统之，今亦不从。说见后汇考中。

五、《本义》中引诸书者，具①诸书之名。引诸家者，具诸家之名。其无所引，具及愚按、愚谓者，则区区之臆见也。其设为或问，亦同。

六、《本义》引诸家之说，有以文义相须为先后者，有以论说高下为先后者。无是二者，则以说者之世次为先后云。

七、《难经》八十一篇，盖越人取《内经》《灵枢》之言，设为问答。前此注家，皆不考所出，今并一一考之。其无可考者，于七难内发其例。

凡例毕

阙误总类

七难三阴三阳次第，《脉经》与此不同。《脉经》于三阳则少阳、太阳、阳明，三阴则少阴、太阴、厥阴。

十二难，冯氏谓此篇合入用针补泻之类，当在六十难之后，以类相从也。

十四难"反此者至于收病也"，当作"至脉之病也"，"于收"二字误。

十六难问三部九候以下共六件，而篇中并不答所问，似有缺误。

十七难所问者三、所答者一，疑有缺漏。

十八难第三节，谢氏谓当是十六难中答辞。第四节，或谓当是十七难中"或连年月不已②"答辞。

二十难"重阳者狂，重阴者癫。脱阳者见鬼，脱阴者目盲"，当是五十九难

---

① 具：原为"且"，据文义改。
② 已：原为"巳"，据文义改。

结句之文,错简在此。

二十一难,谢氏曰:按本经所答,辞意不属,似有脱误。

二十三难,"经云明知终始"云云一节,谢氏谓合在下篇之前,不必然也。只参看。

二十八难"溢蓄不能环流灌溉诸经者也"十二字,当在"十二经亦不能拘之"之下。"其受邪气,蓄则肿热,砭射之也"十二字,谢氏直以为衍文。或云当在三十七难关格"不得尽其命而死矣"之下,因邪在六腑而言也。

二十九难"阳维为病苦寒热,阴维为病苦心痛",诸本皆在"腰溶溶若坐水中"下,谢氏移置"溶溶不能自收持"下,文理顺从,必有所考而然,今从之。

三十一难"其腑在气街"一句,疑错简,或衍文。三焦自属诸腑,与手心主配各有治所,不应又有腑也。

四十八难"诊之虚实"下,"濡者为虚,牢者为实"八字,《脉经》无之,谢氏以为衍文。杨氏谓按之皮肉柔濡为虚,牢强者为实,然则有亦无害。

四十九难第五节,"虚为不欲食,实为欲食"二句,于上下文无所关,疑错简或衍。

六十难"其真心痛者","真"字下当有一"头"字,盖总结上两节也。

六十九难"当先补之,然后泻之"八字,疑衍。

七十四难篇中,文义似有缺误,今且依此解之,俟后之知者。

七十五难"金不得平木","不"字疑衍。详见本篇。

八十一难"是病"二字,非误即衍。

阙误总类毕

《汇考》引用诸家姓名

苏氏东坡先生。

朱子晦菴先生。

项氏平菴先生。

柳氏贯,字道传。

欧阳氏玄,字厚巧,庐陵人,谥文公。

虞氏集,字伯生,蜀人。

《本义》引用诸家姓名

张氏机,字仲景,南阳人,东汉长沙太守,著《伤寒卒病论》。

王氏字叔和,西晋太仆令,著《脉经》。

孙氏思邈,唐京兆人,著《千金》等方。

王氏焘,唐人,著《外台秘要》。

刘氏温舒,宋人,著《气运论奥》。

庞氏安时,字安常,宋绍圣间蕲州蕲水人,著《补伤寒书》。

刘氏开,字立之,著《方脉举要》。

李氏杲,字明之,金明昌、大定间东垣人,著《内外伤寒辨》等书。

王氏好古,字从之,东垣高弟,著《此事难知》。

吕氏广,吴太医令,《难经注解》。

杨氏玄操,吴歙县尉,《难经注释》。

丁氏德用,宋嘉祐间济阳人,《难经补注》。

虞氏庶,宋治平间陵阳人,《难经注》。

周氏与权,字仲立,宋临川人,《难经辨正释疑》。

王氏宗正,字诚叔,宋绍兴人,将仕郎试将,作《难经注义》。

纪氏天锡,字齐卿。金大定间岱麓人,《难经注》。

张氏元素,金明昌、大定间易水人,号洁古,《药注难经》。

袁氏坤厚,字淳甫,本朝古益人,成都医学宫,《难经本旨》。

谢氏缙孙,字坚白,庐陵人,《难经说》。元统间医侯郎,辽阳路官医提举。

陈氏瑞孙,字廷芝,本朝庆元人,温州路医学正,与其子宅之同著《难经辨疑》。

难经汇考

《史记·越人传》载赵简子、虢太子、齐桓侯三疾之治，而无著《难经》之说。《隋书·经籍志》《唐书·艺文志》俱有秦越人《黄帝八十一难经》二卷之目。又唐诸王侍读张守节作《史记正义》，于《扁鹊公传》，则全引《难经》文以释其义，传后全载四十二难与第一难、二十七难全文。由此则知古传以为秦越人所作者，不诬也。详其设问之辞，称经言者，出于《素问》《灵枢》二经之文，在《灵枢》者尤多，亦有二经无所见者，岂越人别有撼于古经，或自设为问答也耶？

邵菴庚先生尝曰：《史记》不载越人著《难经》，而隋、唐书《经籍》《艺文志》，定著越人《难经》之目，作《史记正义》者，直载《难经》数章，愚意以为古人因经设难，或与门人弟子答问，偶得此八十章耳，未必经之当难者止此八十一条。难由经发，不特立言。且古人不求托名于书，故传之者唯专门名家而已。其后流传寝广，官府得以录而著其目，注家得以引而成文耳。

圭斋欧阳公曰：切脉于手之寸口，其法自秦越人始，盖为医者之祖也。《难经》先秦古文，汉以来答客难等作，皆出其后。又文字相质，难之祖也。

杨玄操序谓，黄帝有《内经》二帙，其义幽赜，殆难究览。越人乃采摘二部经内精要，凡八十一章，伸演其道，名《八十一难经》，以其理趣深远，非卒易了故也。

纪天锡云：秦越人将《黄帝素问》疑难之义，八十一篇重而明之，故曰《八十一难经》。

宋治平间，京兆黎泰辰序虞庶《难经注》云：世传《黄帝八十一难经》，谓之难者，得非以人之五脏六腑隐于内，为邪所干，不可测知，唯以脉理究其仿佛邪？若脉有重十二菽者，又有如按车盖，而若循鸡羽者，复考内外之证以参校之，不其难乎！按欧、虞说，则"难"字当为去声，余皆奴丹切。

丁德用《补注》题云：《难经》历代传之一人。至魏华佗，乃烬其文于狱下。于晋宋之间，虽有仲景、叔和之书，然各示其文，而滥觞其说。及吴太医令吕广,重编此经,而尚文义差迭。按此则《难经》为烬余之文,其编次复重经吕广之手,固不能无缺失也。

谢氏谓:《难经》王宗正《注义》图解,大概以诊脉之法,心肺俱浮,肾肝俱沉,脾在中州为正而已。至于他注家,所引寸关尺而分两手部位,及五脏六腑之脉,并时分见于尺寸,皆以为王氏《脉经》之非。殊不知脉之所以分两手者,出于《素问·脉要精微论》,其文甚明,越人复推明之。于十难中言一脉变为十,以五脏六腑相配而言,非始于叔和也。且三部之说有二:一则四难所谓心肺俱浮,肾肝俱沉,脾者中州,与第五难菽法轻重同,而三部之中,又各自分上中下云;一则"脉要精微论"之五脏部位,即二难之分寸关尺,十难之一脉变为十者也。若止以心肺俱浮,肾肝俱沉,脾为中州一法言之,则亦不必分寸关尺。而十难所谓一脉十变者,何从而推之?

蕲水庞安常有《难经解》数万言,惜乎无传。

诸家经解,冯氏、丁氏伤于凿,虞氏伤于巧,李氏、周氏伤于任,王、吕晦而舛,杨氏、纪氏大醇而小疵。唯近世谢氏说,殊有理致源委。及袁氏者,古益人,著《难经本旨》,佳处甚多。然其因袭处,未免蹈前人之非,且失之几尔。

洁古氏《药注》,疑其草稿,姑立章指义例,未及成书也。今所见者,往往言论于经不相涉,且无文理。洁古平日著述极醇正,此绝不相似,不知何自。遂乃板行,反为先生之累,岂好事者为之,而托为先生之名邪?要之,后来东垣、海藏、罗谦甫辈,皆不及见;若见,必当与足成其说;不然,亦回护之,不使轻易流传也。

《难经》八十一篇,辞若甚简,然而荣卫度数,尺寸位置,阴阳王相,脏腑内外,脉法病能,与夫经络流注,针刺腧穴,莫不该尽。背人有以十三类统之者,吁呼!此经之义,大无不包,细无不举,十三类果足以尽之与?八十一篇果不出于十三类与?学者求之篇章之间,则其义自见矣。此书固有类例。但当如《大学》朱子分章,以见记者之意则可,不当以己之立类,统经之篇幸也。今观一难至二十一难,皆言脉。二十二难至二十九难,论经络流注始终,长短度教,奇经之行,及病之吉凶也。其间有云脉者,非谓尺寸之脉,乃经隧之脉也。三十难至四十三难,言荣卫、三焦、脏腑、肠胃之详。四十四、五难,言七冲门,乃人身资生之用,八会为热病在内之气穴也。四十六、七难,言老幼寐寤,以明气血之盛衰,言人面耐寒,以见阴阳之走会。四十八难六十一难,言诊候病能,脏腑积聚、泄利、伤寒、杂病之别,而继之以望闻问切,医之能事毕矣。六十二难至八十一难，言脏腑荥①输，用针补泻之法，又全体之学所不可无者。此记者以类相从，始终之意备矣。

十一难云：肝有两叶。四十一难云：肝左三叶，右四叶，凡七叶。言两叶者，举其大。言七叶，尽其详。左三右四，亦自相阴阳之义。肝属木，木为少阳，故其数七。肺属金，金为少阴，故六叶两耳，其数八。心色赤而中虚，离之象也。脾形象马蹄而居中，土之义也。肾有两枚，习坎之谓也。此五脏配合阴阳，皆天地自然之理，非人之所能为者，若马之无胆，兔之无脾，物固不得其全矣。周子云木阳稚、金阴稚是也。

东坡先生《楞伽经·跋》云：如医之有《难经》，句句皆理，字字皆法。后世达者，神而明之，如盘走珠，如珠走盘，无不可者。若出新意而弃旧学，以为无用，非愚无知，则狂而已。譬如俚俗医师，不由经论，直授药方，以之疗病，非不或中；至于遇病辄应，悬断死生，则与知经学古者，不可同日语矣。世人徒见其有一至之功，或捷于古人，因谓《难经》不学而可，岂不误哉！

晦菴先生跋郭长阳医书云：予尝谓古人之于脉，其察之间非一道矣。然今世通行，惟寸关尺之法为最要，且其说具于《难经》之首篇，则亦非不俚俗说也。故郭公此书，备载其语，而并取丁德用密排三指之法以释之。夫《难经》则至矣！至于德用之法，则予窃意诊者之指有肥瘠，病者之臂有长短，以是相求，或未得为定论也。盖尝细考经之所以分寸尺者，皆自关而前却，以距手鱼际、尺泽。是则所谓关者，必有一定之处，亦若鱼际、尺泽之可以外见而先识也。然今诸书，皆无的然之论，惟《千金》以为寸口之处，其骨自高，而关尺皆由是而却取焉。则其言之先后，位之进退，若与经文不合。独俗间所传《脉诀》五、七言韵语者，词最鄙浅，非叔和本书明甚。乃能直指高骨为关、而分其前后，以为尺寸阴阳之位，似得《难经》本旨。然世之高医以其贱也，遂委弃而羞言之。予非精于道者，不能有以正也。姑附见其说于此，以俟明者而折中焉。

庐陵谢坚白曰：泰定四年丁卯，愚教授龙兴，建言宪司，请刻叔和《脉经》本书十卷。时儒学提举东阳柳公道传序其端曰：朱文公云俗传《脉诀》，辞最

---

① 荥：原为"荣"，据五输穴意改，余同。

鄙浅，而取其直指高骨为关之说，为合于《难经》。虽文公亦似未知其正出《脉经》，正谓此跋也。然文公虽未见《脉经》，而其言与《脉经》吻合。《脉诀》虽非叔和书，其人亦必知读《脉经》者。但不当自立七表、八里、九道之目，遂与《脉经》所载二十四种脉之名义，大有牴牾，故使后人疑焉。

项氏《家说》曰：凡经络之所出为井，所留为荥，所注为输，所过为原，所行为经，所入为合。井象水之泉，荥象水之陂，输象水之窦，窦即窬字也，经象水之流，合象水之归，皆取水之义也。下同。

脏五而腑六，脏穴五而腑穴六，犹干五而支六，声五而律六，皆阴阳之数，自然之理。虽增手厥阴一脏，其实心之包络，不异于心，即一脏而二经也。经之必为十二，犹十一支、十二辰、十二月、十二律，不可使为十，亦自然之理也。寅卯为木，巳午为火，申酉为金，亥子为水，四行皆二支耳，而土行独当辰戌丑未四支，以成十二，肺肝脾肾四脏皆二经，而心与包络共当四经，以成十二，此岂人之所能为哉？

难经图

右寸手太阴阳明金，生左尺足太阳少阴水。太阳少阴水，生左关足厥阴少阳木。厥阴少阳木，生左寸手太阳少阴火。太阳少阴火，通右尺手心主少阳火。手心主少阳火，生右关足太阴阳明土。足太阴阳明土，复生右寸手太阴阳明金。此皆五行子母更相生养者也。

虞氏曰：经言男子生于寅，女子生于申。谓其父母之年会合于巳上，男左行十月，至寅而生；女右行十月，至申而生也。故推命家言，男一岁起丙寅，女一岁起壬申。《难经》不言起而言生，谓生下巳①为一岁矣。壬丙二干，水火也，水火为万物之父母。寅申二支，金木也，为生物成实之终始。木饱在申，金饱在寅，二气自饱相配，故用寅申也。金生于巳，巳与申合，故女子取申。木生于亥，亥与寅合，故男子取寅。所以男年十岁，顺行在亥；女年七岁，逆行在亥。

---

① 巳：原为"巳"，据文义改。

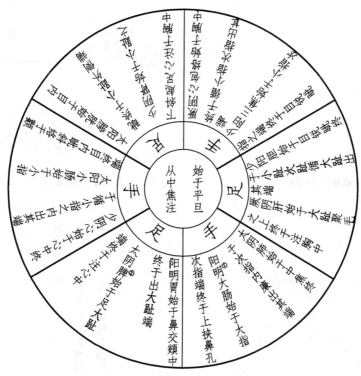

图 1　经脉始从中焦流注图

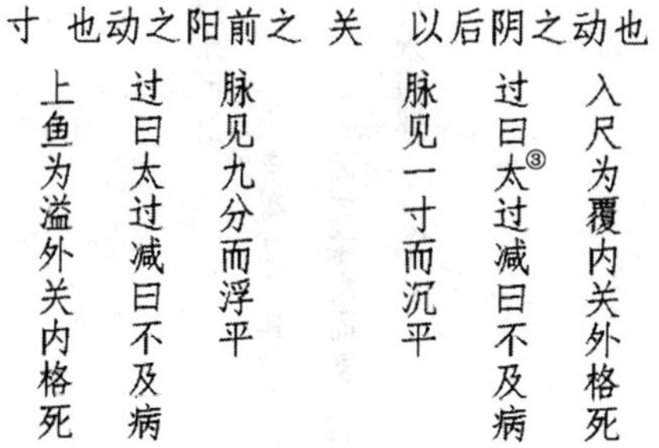

寸 也动之阳前之　　关　　以后阴之动也

上鱼为溢外关内格死　过日太过减日不及病　脉见九分而浮平　入尺为覆内关外格死　过日太过减日不及病　脉见一寸而沉平

图 2　关格覆溢之图

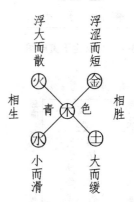

浮涩而短　　浮大而散

火　金

相生　　木　　相胜

色　青

水　土

小而滑　　大而缓

图 3　色脉相胜相生图

---

① 明：原文"故"，据文义改。

② 脾：原为"肺"，据文义改。

③ 太：原为"大"，据文义改。

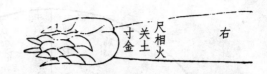

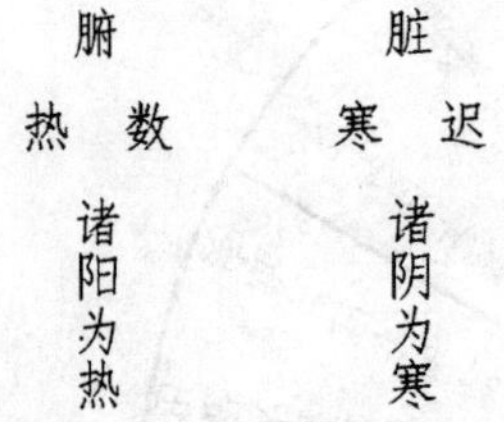
腑
脏
热　数
寒　迟
诸阳为热
诸阴为寒

图 4　脏腑阴阳寒热图

右
尺相火
关土
寸金
左
尺水
关木
寸火

图 5　五行子母相生图

嫁娶
受胎
申
未
午
巳
辰
卯
寅
丑
子
亥
戌
酉

图 6　男女生于寅申图

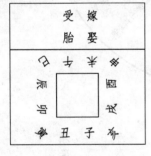

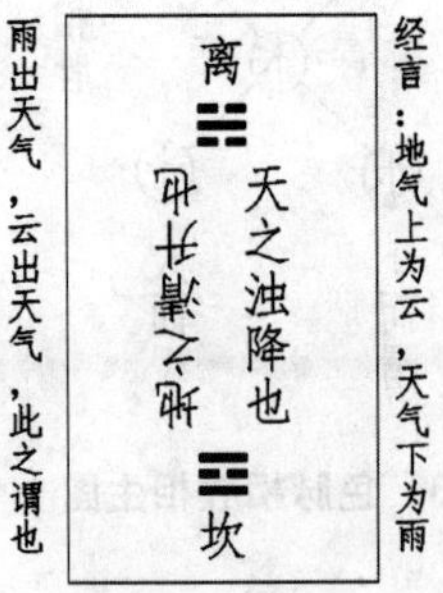
经言：地气上为云，天气下为雨
离
天之浊降也
地之清升也
坎
雨出天气，云出天气，此之谓也

图 7　荣卫清浊升降图

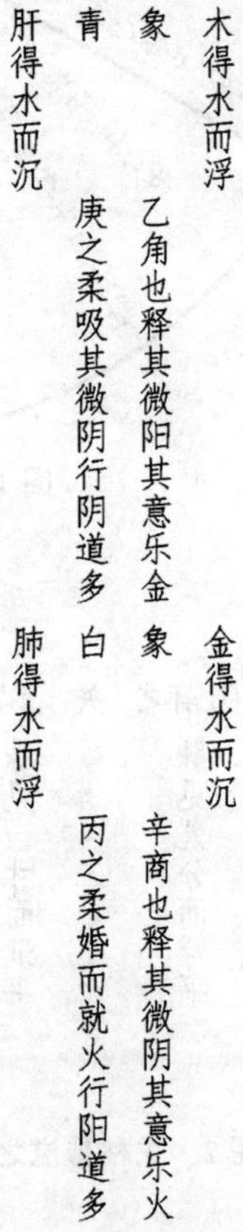
木得水而浮
象
青
肝得水而沉
乙角也释其微阳其意乐金
庚之柔吸其微阴行阴道多
金得水而沉
象
白
肺得水而浮
辛商也释其微阴其意乐火
丙之柔婚而就火行阳道多

图 8　肝肺色象①浮沉图

---

①　色：原为“巳”，据医理改。

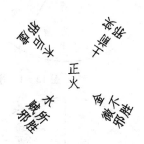

男子十六天癸至，左行至巳，巳者申之生气；女年十四天癸至，右行亦在巳，与男年同在本宫生气之位。阴阳相配，成夫妇之道，故有男女也。"上古天真论"曰：男子二八而天癸至，精气溢泻，阴阳和，故能有子。女子二七天癸至，任脉通，太冲脉盛，故能有子。此之谓也。

清者，体之上也，阳也，火也。离中之一阴降，故午后一阴生，即心之生血也。故曰清气为荣。天之清不降，天之浊能降，为六阴驱而使之下也。云清气者，总离之体而言之。浊者，体之下也，阴也，水也。坎中之一阳升，故子后一阳生，即肾之生气也。故曰浊气为卫。地之浊不升，地之清能升，为六阳举使之上也。浊气者，总坎之体而言之。

图 9　五脏声色嗅味液之图

图 10　五邪举心为例图

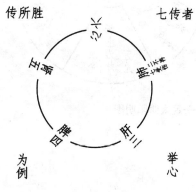

图 11　七传间脏之图

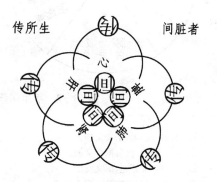

图 12　间脏者传所生

---

① 嗅：原为"臭"，据文义改。

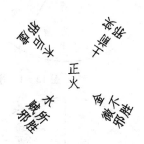

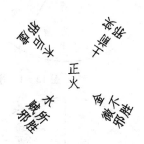

《难经本义》上卷

卢国　秦越人著　　许昌　滑寿注
吴郡　薛己校　　　新都　吴玄有阅

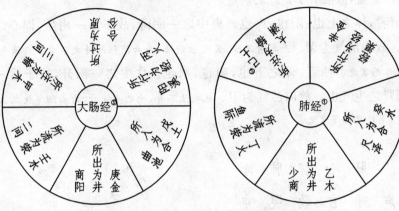

图 13‑1　手足阴阳图——手太阴阳明图

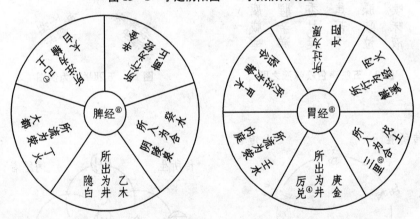

图 13‑2　手足阴阳图——足太阴阳明图

① 肺经：原无，据文义加。
② 己：原为"巳"，据文义加。
③ 大肠经：原无，据文义加。
④ 厉兑：原为"厥兑"，据穴名改。
⑤ 里：原为"甲"，据穴名改。
⑥ 胃经：原无，据文义加。
⑦ 己：原为"巳"，据文义改。
⑧ 脾经：原无，据文义加。

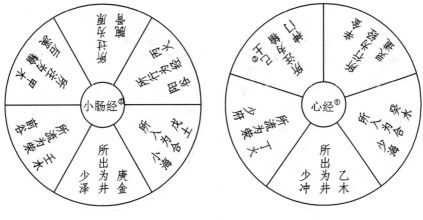

图 14-1　荥输刚柔图——手少阴太阳图

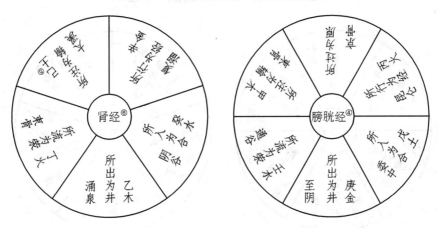

图 14-2　荥输刚柔图——足少阴太阳图

一难曰：十二经皆有动脉，独取寸口，以决五脏六腑死生吉凶之法，何谓也？

十二经，谓手足三阴三阳，合为十二经也。手经则太阴肺、阳明大肠、少阴心、太阳小肠、厥阴心包、少阳三焦也。足经则太阴脾、阳明胃、少阴肾、太阳膀

---

① 心经：原无，据文义加。

② 己：原为"巳"，据文义改。

③ 小肠经：原无，据文义加。

④ 膀胱经：原无，据文义加。

⑤ 己：原为"巳"，据文义改。

⑥ 肾经：原无，据文义加。

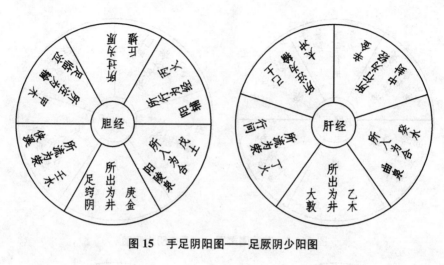

图 15 手足阴阳图——足厥阴少阳图

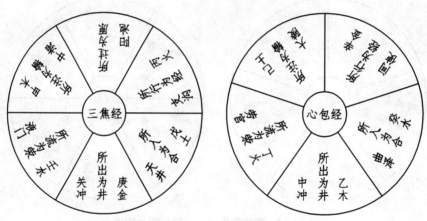

图 16 手足阴阳图——手厥阴少阳图

胱、厥阴肝、少阳胆也。皆有动脉者，如手太阴脉动中府、云门、天府、侠白，手阳明脉动合谷、阳溪，手少阴脉动极泉，手太阳脉动天窗，手厥阴脉动劳宫，手少阳脉动禾髎，足太阴脉动箕门、冲门，足阳明脉动冲阳、大迎、人迎、气冲，足少阴脉动太溪、阴谷，足太阳脉动委中，足厥阴脉动太冲、五里、阴廉，足少阳脉动下关、听会之类也。谓之经者，以荣卫之流行，经常不息者而言；谓之脉者，以血理之分衺行体者而言也。故经者径也，脉者陌也。越人之意，盖谓凡此十二经，经皆有动脉，如上文所云者。今置不取，乃独取寸口，以决脏腑死生吉凶，何耶？

　　然，寸口者，脉之大会，手太阴之脉动也。然者答辞，诸篇仿此。

此一篇之大指,下文乃详言之。寸口,谓气口也,居手太阴鱼际,却行一寸之分,气口之下曰关、曰尺云者,皆手太阴所历之处。而手太阴又为百脉流注朝会之始也。《素问·五脏别论》第十篇云:"帝曰:气口何以独为五脏主?岐伯曰:胃者,水谷之海,六腑之大源也。五味入口,藏于胃,以养五脏气",而变见于气口也。《灵枢·九针十二原①》第一篇云:"脉会太渊。"《素问·玉版论要》第十五篇云:"行奇恒之法,自太阴始。"注谓先以气口太阴之脉,定四时之正气,然后度量奇恒之气也。《素问·经脉别论》第二十一篇云:"肺朝百脉。"又云:"气口成寸,以决死生。"合数论而观之,信知寸口当手太阴之部,而为脉之大会明矣。此越人立问之意,所以独取夫寸口,而后世宗之,为不易之法。著之篇首,乃开卷第一义也。学者详之。

人一呼脉行三寸,一吸脉行三寸,呼吸定息,脉行六寸。人一日一夜,凡一万三千五百息,脉行五十度,周于身,漏水下百刻,荣卫行阳二十五度,行阴亦二十五度,为一周也。故五十度复会于手太阴。寸口者,五脏六腑之所终始,故法取于寸口也。

承上文言,人谓平人,不病而息数匀者也;呼者,气之出,阳也;吸者,气之入,阴也。《素问·平人气象论》第十八篇云:"人一呼脉再动,一吸脉再动,呼吸定息脉五动,闰以太息,命曰平人。"故平人一呼脉行三寸,一吸脉行三寸,呼吸定息脉行六寸,以呼吸之数言之,一日一夜凡一万三千五百息。以脉行之数言之,则五十度周于身,而荣卫之行于阳者二十五度,行于阴者亦二十五度。出入阴阳,参考互注,无少间断。五十度毕,适当漏下百刻,为一晬时。又明日之平旦矣,乃复会于手太阴。此寸口所以为五脏六腑之所终始,而法有取于是焉。盖以荣卫始于中焦,注手太阴、阳明,阳明注足阳明、太阴,太阴注手少阴、太阳,太阳注足太阳、少阴,少阴注手心主、少阳,少阳注足少阳、厥阴,计呼吸二百七十息,脉行一十六丈二尺,漏下二刻,为一周身,于是复还注手太阴。积而盈之,人一呼一吸为一息,每刻一百三十五息。每时八刻,计一千八十息。十二时九十六刻,计一万二千九百六十息。刻之余分,得五百四十息,合一万三千五百息也。一息脉行六寸,每二刻二百七十息。脉行一十六丈二尺,每时

① ·九针十二原:原无,今加,余同。

八刻，脉行六十四丈八尺，荣卫四周于身。十二时，计九十六刻，脉行七百七十七丈六尺，为四十八周身。刻之余分，行二周身，得三十二丈四尺。总之为五十度周身，脉得八百一十丈^①也。此呼吸之息，脉行之数。周身之度，合昼夜百刻之详也。行阳行阴，谓行昼行夜也。

二难曰：脉有尺寸，何谓也？然，尺寸者，脉之大要会也。

尺，《说文》云：尺，度名，十寸也。人手部十分动脉为寸口，十寸为尺，规矩事也。古者寸、尺、只、寻、常、仞诸度量，皆以人之体为法，故从尸从乁，象布指之状。寸，十分也，人手却一寸动脉，谓之寸口，从又从一。

按如《说文》所纪，尤可见人体中脉之尺寸也。尺阴分，寸阳分也。人之一身，经络荣卫，五脏六腑，莫不由于阴阳，而或过与不及，于尺寸见焉，故为脉之大要会也。一难言寸口为脉之大会，以肺朝百脉而言也。此言尺寸为脉之大要会，以阴阳对待而言也。大抵手太阴之脉，由中焦出行，一路直至两手大指之端，其鱼际却行一寸九分，通谓之寸口，于一寸九分之中，曰尺曰寸，而关在其中矣。

从关至尺，是尺内，阴之所治也；从关至鱼际，是寸口内，阳之所治也。

关者，掌后高骨之分，寸后尺前，两境之间，阴阳之界限也。从关至尺泽谓之尺，尺之内，阴所治也；从关至鱼际是寸口，寸口之内，阳所治也。故孙思邈云：从肘腕中横纹至掌鱼际后纹，却而十分之，而入取九分，是为尺。此九分者，自肘腕入至鱼际为一尺，十分之为十寸，取第九分之一寸，中为脉之尺位也。从鱼际后纹，却还度取十分之一，则是寸。此"寸"字，非寸关尺之寸，乃从肘腕横纹至鱼际，却而取十分中之一，是一寸也，以此一寸之中，取九分为脉之寸口，故下文云。寸十分之而入取九分之中，则寸口也。

故分寸为尺，分尺为寸。

寸为阳，尺为阴。阳上而阴下，寸之下尺也，尺之上寸也，关居其中，以为限也。分寸为尺，分尺为寸，此之谓欤。分犹别也。

故阴得尺内一寸，阳得寸内九分。

老阴之数终于十，故阴得尺内之一寸。此"尺"字指鱼际至尺泽，通计十寸者而言。老阳之数极于九，故阳得寸内之九分。此"寸"字，指人手却寸而言。

尺寸终始，一寸九分，故曰尺寸也。

寸为尺之始，尺者寸之终。云尺寸者，以终始对待而言。其实则寸得九分，尺得一寸，皆阴阳之盈数也。庞安常云：越人取手太阴行度，鱼际后一寸九分，以配阴阳之数，盖谓此也。

三难曰：脉有太过，有不及，有阴阳相乘，有覆有溢，有关有格，何谓也？有图①。

太过不及，病脉也。关格覆溢，死脉也。关格之说，《素问·六节藏象论》第九篇及《灵枢》终始第九篇、五色第四十九篇，皆主气口人迎，以阳经取决于人迎，阴经取决于气口也。今越人乃以关前关后言者，以寸为阳而尺为阴也。

然，关之前者，阳之动也，脉当见九分而浮，过者法曰太过，减者法曰不及。

关前为阳，寸脉所动之位。脉见九分而浮，九阳数，寸之位浮，阳脉是其常也。过，谓过于本位，过于常脉；不及，谓不及本位，不及常脉。是皆病脉也。

遂上鱼为溢，为外关内格，此阴乘之脉也。

遂者，遂也，径行而直前也。谢氏谓遂者，直上直下，殊无回于之生意，有旨哉！经曰：阴气太盛，则阳气不得相营也。以阳气不得营于阴，阴遂上出而溢于鱼际之分，为外关内格也。外关内格，谓阳外闭而不下，阴从而外出以格拒之，此阴乘阳位之脉也。

关以后者，阴之动也，脉当见一寸而沉，过者法曰太过，减者法曰不及。

关后为阴，尺脉所动之位。脉见一寸而沉，一寸阴数，尺之位沉，阴脉是其常也。过，谓过于本位，过于常脉；不及，谓不及本位，不及常脉。皆病脉也。

遂入尺为覆，为内关外格，此阳乘之脉也。

---

① 有图：吴注有图，但未见图，下同。

经曰：阳气太盛，则阴气不得相营也，以阴不得营于阳，阳遂下陷而覆于尺之分，为内关外格也。内关外格，谓阴内闭而不上，阳从而外入以格拒之，此阳乘阴位之脉也。

故曰覆溢。

覆，如物之覆，由上而倾于下也。溢，如水之溢，由内而出乎外也。

是其真藏之脉，人不病而死也。

覆溢之脉，乃孤阴独阳，上下相离之诊，故曰真藏之脉，谓无胃气以和之也。凡人得此脉，虽不病犹死也。

此篇言阴阳之太过不及，虽为病脉，犹未至危殆。若遂上鱼入尺，而为覆溢，则死脉也。此"遂"字最为切紧，盖承上启①下之要言。不然，则太过不及，阴阳相乘，关格覆溢，浑为一意，漫无轻重矣。或问：此篇之阴阳相乘，与二十篇之说同异？曰：此篇乃阴阳相乘之极而为覆溢，二十篇则阴阳更相乘而伏匿也。"更"之一字，与此篇"遂"字，大有径②庭。更者，更互之更。遂者，直遂之遂。而覆溢与伏匿，又不能无辨。盖覆溢为死脉，伏匿为病脉，故不可同日语也。

此书首三篇，乃越人开卷第一义也。一难言寸口，统阴阳关尺而言；二难言尺寸，以阴阳始终对待而言，关亦在其中矣；三难之覆溢，以阴阳关格而言，尤见关为津要之所。合而观之，三部之义备矣。一、二难言阴阳之常，三难言阴阳之变。

四难曰：脉有阴阳之法，何谓也？然，呼出心与肺，吸入肾与肝，呼吸之间，脾受谷味也，其脉在中。

呼出为阳，吸入为阴。心肺为阳，肾肝为阴，各以部位之高下而应之也。一呼再动，心肺主之；一吸再动，肾肝主之。呼吸定息，脉五动，闰以太息，脾之候也。故曰：呼吸之间，脾受谷味也，其脉在中。在中者，在阴阳呼吸之中。何则？以脾受谷味，灌溉诸脏，诸脏皆受气于脾土，主中宫③之义也。

---

① 启：原为"起"，据文义改。
② 径：原为"经"，据文义改。
③ 主中：原为"中王"，据文义改。

浮者阳也,沉者阴也,故曰阴阳也。

浮为阳,沉为阴,此承上文而起下文之义。

心肺俱浮,何以别之?然,浮而大散者,心也;浮而短涩者,肺也。肾肝俱沉,何以别之?然,牢而长者,肝也;按之濡,举指来实者,肾也。脾者中州,故其脉在中。是阴阳之法也。

心肺俱浮,而有别也。心为阳中之阳,故其脉浮而大散;肺为阳中之阴,其脉浮而短涩。肝肾俱沉,而有别也。肝为阴中之阳,其脉牢而长;肾为阴中之阴,其脉按之濡,举指来实。古益袁氏谓肾属水,脉按之濡,举指来实,外柔内刚,水之象也。脾说见前。

脉有一阴一阳,一阴二阳,一阴三阳;有一阳一阴,一阳二阴,一阳三阴,如此之言,寸口有六脉俱动邪?然,此言者,非有六脉俱动也,谓浮、沉、长、短、滑、涩也。浮者阳也,滑者阳也,长者阳也;沉者阴也,短者阴也,涩者阴也。所言一阴一阳者,谓脉来沉而滑也;一阴二阳者,谓脉来沉滑而长也;一阴三阳者,谓脉来浮滑而长,时一沉也。所言一阳一阴者,谓脉来浮而涩也;一阳二阴者,谓脉来长而沉涩也;一阳三阴者,谓脉来沉涩而短,时一浮也。各以其经所在,名病逆顺也。

又设问答,以明阴阳。脉见于三部者,不单至也。惟其不单至,故有此六脉相兼而见。浮者轻手得之,长者通度本位,滑者往来流利,皆阳脉也。沉者重手得之,短者不及本位,涩者往来凝滞,皆阴脉也。惟其相兼,故有一阴一阳,又一阳一阴,如是之不①一也。夫脉之所至,病之所在也。以脉与病及经络脏腑参之,某为宜,某为不宜,四时相应不相应,以名病之逆顺也。

五难曰:脉有轻重,何谓也?然,初持脉,如三菽之重,与皮毛相得者,肺部也;如六菽之重,与血脉相得者,心部也;如九菽之重,与肌肉相得者,脾部也;如十二菽之重,与筋平者,肝部也;按之至骨,举指来疾者,肾部也。故曰轻重也。

---

① 不:原为"个",据文义改。

肺最居上，主候皮毛，故其脉如三菽之重；心在肺下，主血脉，故其脉如六菽之重；脾在心下，主肌肉，故其脉如九菽之重；肝在脾下，主筋，故其脉如十二菽之重；肾在肝下，主骨，故其脉按之至骨，举指来实，肾不言菽，以类推之，当如十五菽之重。今按此法以轻重言之，即浮、中、沉之意也。然于《枢》《素》无所见，将古脉法而有所授受邪？抑越人自得之见邪？庐陵谢氏曰：此寸、关、尺所主脏腑，各有分位。而一部之中，脉又自有轻重。因举陵阳虞氏说云：假令左手寸口如三菽之重，得之乃知肺气之至；如六菽之重，得之知本经之至。余以类求之。夫如是，乃知五脏之气，更相溉灌，六脉因兹亦有准绳，可以定吉凶、言疾病矣。关、尺皆然。如十难中十变脉例而消息之也。

六难曰：脉有阴盛阳虚，阳盛阴虚，何谓也？然，浮之损小，沉之实大，故曰阴盛阳虚。沉之损小，浮之实大，故曰阳盛阴虚。是阴阳虚实之意也。

浮沉以下指轻重言，盛虚以阴阳盈亏言。轻手取之而见减小，重手取之而见实大，知其为阴盛阳虚也。重手取之而见损小，轻手取之而见实大，知其为阳盛阴虚也。大抵轻手取之阳之分，重手取之阴之分，不拘何部，率以是推之。

七难曰：经言少阳之至，乍大乍小，乍短乍长；阳明之至，浮大而短；太阳之至，洪大而长；太阴之至，紧大而长；少阴之至，紧细而微；厥明之至，沉短而敦。此六者，是平脉邪？将病脉耶？然，皆王脉也。六者之王说，见下文。其气以何月，各王几日？然，冬至之后，得甲子少阳王，复得甲子阳明王，复得甲子太阳王，复得甲子太阴王，复得甲子少阴王，复得甲子厥阴王。王各六十日，六六三百六十日，以成一岁。此三阳三阴之旺时日大要也。

上文言三阳三阴之王脉，此言三阳三阴之王时，当其时则见其脉也。历家之说，以上古十一月甲子，合朔冬至为历元，盖取夫气朔之分齐也。然天度之运，与日月之行，迟速不一。岁各有差，越人所谓冬至之后得甲子，亦以此欤？是故气朔之不齐，节候之早晚，不能常也。故丁氏注谓：冬至之后得甲子，或在小寒之初，或在大寒之后，少阳之至始于此，余经各以次继之。纪氏亦谓：自冬至之日，一阳始生，于冬至之后得甲子，少阳脉王也。若原其本始，以十一月甲子合朔冬至常例推之，则少阳之王，便当从此日始，至正月中，余经各以次继之。少阳之至，阳气尚微，故其脉乍大乍小，乍短乍长。阳明之至，犹有阴也，故其脉浮大而短。太阳之至，阳盛而极也，故其脉洪大而长。阳盛极则变而之阴矣，故夏至后为三阴用事之始，而太阴之至，阴气上微，故其脉紧大而长。少阴之至，阴渐盛也，故其脉紧细而微。厥阴之至，阴盛而极也，故其脉沉短以敦。阴盛极则变而之阳，仍三阳用事之始也。此则三阳三阴之王脉，所以周六甲而循四时，率皆从微以至乎著，自渐而趋于极，各有其序也。袁氏曰：春温^①而夏暑，秋凉而冬寒，故人六经之脉，亦随四时阴阳消长迭运而至也。

刘温舒曰：《素问·至真要大论》第七十四篇云："厥阴之至，其脉弦；少阴之至，其脉钩；太阴之至，其脉沉；少阳之至，大而浮；阳明之至，短而涩；太阳之至，大而长。"亦随天地之气卷舒也，如春弦、夏洪、秋毛、冬石之类。则五运六气四时，亦皆应之，而见于脉尔。若《素问·平人气象论》第十八篇："太阳脉至，洪大而长；少阳脉至，乍数乍疏，乍短乍长；阳明脉至，浮大而短。"《难经》引之以论三阴三阳之脉者，以阴阳始生之浅深而言之也。

篇首称"经言"二字，考之《枢》、《素》无所见，"平人气象论"虽略有其说而不详。岂越人之时，别有所谓上古文字耶？将《内经》有之，而后世脱简耶？是不可知也。后凡言经言而无所考者，义皆仿此。

八难曰：寸口脉平而死者，何谓也？然，诸十二经脉者，皆系于生气之原。所谓生气之原者，谓十二经之根本也，谓肾间动气也。此五脏六腑之本，十二经脉之根，呼吸之门，三焦之原，一名守邪之神。故气者，人之根本也，根绝则茎叶枯矣。寸口脉平而死者，生气独绝于内也。

肾间动气，人所得于天以生之气也。肾为子水，位乎坎，北方卦也，乃天一之数，而火木金土之先也。所以为生气之原，诸经之根本，又为守邪之神也。原气胜则邪不能侵，原气绝则死，如木根绝而茎叶枯矣。故寸口脉平而死者，以生气独绝于内也。

此篇与第一难之说，义若相悖，然各有所指也。一难以寸口决生死者，谓寸口为脉之大会，而谷气之变见也。此篇以原气言也，人之原气盛则生，原气

---

① 温：原为"瘟"，据文义及周氏医学丛书本改。

绝则寸口脉虽平犹死也。原气言其体,谷气言其用也。

九难曰:何以别知脏腑之病耶?然,数者腑也,迟者脏也。数则为热,迟则为寒。诸阳为热,诸阴为寒。故以别知脏腑之病也。有图。

凡人之脉,一呼一吸为一息。一息之间脉四至,闰以太息,脉五至,命曰平人。平人者,不病之脉也。其有增减,则为病焉。故一息三至曰迟,不足之脉也;一息六至曰数,大过之脉也。脏为阴,府为阳。脉数者属府,为阳为热;脉迟者属脏,为阴为寒。不特是也,诸阳脉皆为热,诸阴脉皆为寒,脏腑之病,由是别之。

十难曰:一脉为十变者,何谓也?然,五邪刚柔相逢之意也。假令心脉急甚者,肝邪干心也;心脉微急者,胆邪干小肠也;心脉大甚者,心邪自干心也;心脉微大者,小肠邪自干小肠也。心脉缓甚者,脾邪干心也;心脉微缓者,胃邪干小肠也;心脉涩甚者,肺邪干心也;心脉微涩者,大肠邪干小肠也。心脉沉甚者,肾邪干心也;心脉微沉者,膀胱邪干小肠也。五脏各有刚柔邪,故令一脉辄变为十也。

五邪者,谓五脏五府之气,失其正而为邪者也。刚柔者,阳为刚,阴为柔也。刚柔相逢,谓脏逢脏,腑逢腑也。五脏五腑,各有五邪,以脉之来甚者属脏,微者属府。特以心脏发其例,余可类推。故云一脉辄变为十也。

十一难曰:经言脉不满五十动而一止,一藏无气者,何藏也?然,人吸者随阴人,呼者因阳出。今吸不能至肾,至肝而还,故一脏无气者,肾气先尽也。

《灵枢·根结》第五篇曰:"人一日一夜五十营,以营五脏之精。不应数者,名曰狂生。所谓五十营者,五脏皆受气,持其脉口,数其至也。五十动不一代者,五脏皆受气;四十动一代者,一脏无气;三十动一代者,二脏无气;二十动一代者,二脏无气;十动一代者,四脏无气;不满十动一代者,五脏无气,予之短期。"按:五脏肾最在下,吸气最①远,若五十动不满而一止者,知肾无所资,气当先尽,尽犹衰竭也,衰竭则不能随诸脏气而上矣。

---

① 最:原为"是",据周氏医学丛书本改。

十二难曰：经言五脏脉已绝于内，用针者反实其外。五脏脉已绝于外，用针者反实其内。内外之绝，何以别之？然，五脏脉已绝于内者，肾肝气已绝于内也，而医反补其心肺；五脏脉已绝于外者，其心肺脉已绝于外也，而医反补其肾肝。阳绝补阴，阴绝补阳，是谓实实虚虚，损不足益有余，如此死者，医杀之耳。

《灵枢·九针十二原》第一篇曰："凡将用针，必先诊脉，视气之剧易，乃可以治也。"又《灵枢·小针解》第三篇曰："所谓五脏之气已绝于内者，脉口气内绝不至，反取其外之病处，与阳经之合，又①留针以致阳气，阳气至则内重竭，重竭则死矣。其死也，无气以动，故静。"所谓五脏之气已绝于外者，脉口气外绝不至，反取其四末之输，有留针以致其阴气，阴气至则阳气反入，入则逆，逆则死矣。其死也，阴气有余。故躁。此《灵枢》以脉口内外言阴阳也。越人以心肺肾肝内外别阴阳，其理亦由是也。

纪氏谓此篇言针法，冯氏玠谓此篇合入用针补泻之类，当在六十难之后，以例相从也。

十三难曰：经言见其色而不得其脉，反得相胜之脉者即死，得相生之脉者病即自已。色之与脉，当参相应，为之奈何？

《灵枢》第四篇曰：见其色，知其病，命曰明。按其脉，知其病，命曰神。问其病，知其处，命曰工。色②脉形肉不得相失也。色青者其脉弦，赤者其脉钩，黄者其脉代，白者其脉毛，黑者其脉石。见其色而不得其脉，谓色脉之不相得也。色脉既不相得，看得何脉，得相胜之脉即死，得相生之脉病即自已。已，愈也。参，合也。

然，脏有五色，皆见于面，亦当与寸口、尺内相应。假令色青，其脉当弦而急；色赤，其脉浮大而散；色黄，其脉中缓而大；色白，其脉浮涩而短；色黑，其脉沉濡而滑。此不谓五色之与脉，当参相应也。

色脉当参相应。夫如是则见其色，得其脉矣。

---

① 又：原为"有"，据周氏医学丛书本改。
② 色：原为"已"，据上、下文义改。

脉数,尺之皮肤亦数;脉急,尺之皮肤亦急;脉缓,尺之皮肤亦缓;脉涩,尺之皮肤亦涩;脉滑,尺之皮肤亦滑。

《灵枢·邪气脏腑病形》第四篇,黄帝曰:色脉已定,别之奈何?岐伯曰:调其脉之缓急、大小、滑涩,肉之坚脆,而病变定矣。黄帝曰:调之奈何?岐伯答曰:脉急,尺之皮肤亦急;脉缓,尺之皮肤亦缓;脉小,尺之皮肤亦减而少气;脉大,尺之皮肤亦贲而起;脉滑,尺之皮肤亦滑;脉涩,尺之皮肤亦涩。凡此变者,有微有甚。故善调尺者,不待于寸;善调脉者,不待于色。能参合而行之者,可以为上工,上工十全九;行二者为中工,中工十全八;行一者为下工,下工十全六。

此通上文所谓色脉形肉不相失也。

五脏各有声色臭味,当与寸口、尺内相应,其不应者,病也。假令色青,其脉浮涩而短,若大而缓,为相胜;浮大而散,若小而滑,为相生也。

若之为言或也。举色青为例,以明相胜相生也。青者肝之色,浮涩而短,肺脉也,为金克木;大而缓,脾脉也,为木克土,此相胜也。浮大而散,心脉也,为木生火;小而滑,肾脉也,为水生木,此相生也。此所谓得相胜之脉即死,得相生之脉病即自已也。

经言:知一为下工,知二为中工,知三为上工。上工者十全九,中工者十全八,下工者十全六,此之谓也。

说见前。三,谓色、脉、皮肤三者也。

此篇问答凡五节。第一节为问辞,第二、第三节言色脉形肉不得相失,第四节言五脏各有声色臭味,当与寸尺相应。然假令以下,但言色脉相参,不言声臭味,殆阙文欤?抑色之著于外者,将切于参验欤?第五节则以所知之多寡,为工之上下也。

十四难曰:脉有损至,何谓也?然,至之脉,一呼再至曰平,三至曰离经,四至曰夺精,五至曰死,六至曰命绝,此至之脉也。何谓损?一呼一至曰离经,再呼一至曰夺精,三呼一至曰死,四呼一至曰命绝,此损之脉也。至脉从下上,损脉从上下也。

平人之脉,一呼再至,一吸再至,呼吸定息,脉四至,加之则为过,减之则不及,过与不及,所以为至为损焉。离经者,离其经常之度也。夺精,精气衰夺也。至脉从下而逆上,由肾而之肺也。损脉从上而行下,由肺而之肾也。谢氏曰:平人一呼再至,脉行三寸。今一呼三至,则脉行四寸半,一息之间行①九寸②。二十息之间,一百八十丈,比平人行速过六十丈,此至脉之离经也。平人一呼脉再至,行三寸。今一呼一至,只得一寸半,二十息之间,脉迟行六十丈,此损脉之离经也。若夫至脉之夺精,一呼四③至,则一息之间行一尺二寸。损脉之夺精,二呼一至,则一息之间行三寸,其病又甚矣,过此者死而命绝也。

损脉之为病奈何? 然,一损损于皮毛,皮聚而毛落;二损损于血脉,血脉虚少,不能荣于五脏六腑;三损损于肌肉,肌肉消瘦,饮食不能为肌肤;四损损于筋,筋缓不能自收持;五损损于骨,骨痿不能起于床。反此者,至于收病也。从上下者,骨痿不能起于床者死;从下上者,皮聚而毛落者死。

"至于收病也",当作"至脉之病也","于收"二字误。肺主皮毛,心主血脉,脾主肌肉,肝主筋,肾主骨,各以所主而见其所损也。反此为至脉之病者,损脉从上下,至脉则从下上也。

治损之法奈何? 然,损其肺者,益其气;损其心者,调其荣卫;损其脾者,调其饮食,适其寒温;损其肝者,缓其中;损其肾者,益其精。此治损之法也。

肺主气,心主血脉,肾主精,各以其所损而调治之。荣卫者,血脉之所资也。脾主受谷味,故损其脾者,调其饮食,适其寒温,如春夏食凉食冷,秋冬食温食热,及衣服起居,各当其时是也。肝主血,血虚则中不足。一云肝主怒,怒能伤肝,故损其肝者缓其中。经曰:肝苦急,急食甘以缓之。缓者,和也。

脉有一呼再至,一吸再至;有一呼三至,一吸三至;有一呼四至,

---

① 行:原为"订",据周氏医学丛书本及文义改。
② 寸:原为"十",据文义改。
③ 四:原为"口",据文义改。

一吸四至；有一呼五至，一吸五至；有一呼六至，一吸六至；有一呼一至，一吸一至；有再呼一至，再吸一至；有呼吸再至。脉来如此，何以别知其病也？

此再举损至之脉为问答也。盖前之损至，以五脏自病，得之于内者而言，此则以经络血气为邪所中之微甚，自外得之者而言也。其曰呼吸再至，即一呼一至，一吸一至之谓。疑衍文也。

然，脉来一呼再至，一吸再至，不大不小曰平。一呼三至，一吸三至，为适得病，前大后小，即头痛目眩；前小后大，即胸满短气。一呼四至，一吸四①至，病欲甚，脉洪大者，苦烦满；沉细者，腹中痛；滑者伤热；涩者中雾露。一呼五至，一吸五至，其人当困，沉细，夜加，浮大，昼加，不大不小，虽困可治，其有小大者为难治。一呼六至，一吸六至，为死脉也，沉细夜死，浮大昼死。一呼一至，一吸一至，名曰损，人虽能行，犹当着床，所以然者，血气皆不足故也。再呼一至，再吸一至，呼吸再至此四字即前衍文，名曰无魂，无魂者，当死也，人虽能行，名曰行尸。

一息四至，是为平脉。一呼三至，一吸三至，是一息之间，脉六至，比之平人多二至，故曰适得病，未甚也，然又以前大后小，前小后大而言病能也。前后非言寸、尺，犹十五难前曲后居之前后，以始末言也。一呼四至，一吸四至，病欲甚矣，故脉洪大者，苦烦满，病在高也；沉细者，腹中痛，病在下也。各以其脉言之。滑为伤热者，热伤气而不伤血，血自有余，故脉滑也；涩为中雾露者，雾露之寒，伤人荣血，血受寒，故脉涩也。一呼五至，一吸五至，其人困矣，若脉更见浮大沉细，则各随昼夜而加剧，以浮大顺昼，阳也，沉细顺夜，阴也。若不见二者之脉，人虽困犹可治。小大即沉细浮大也。一呼六至，一吸六至，增之极也，故为死脉，沉细夜死，浮大昼死，阴遇阴，阳遇阳也。一呼一至，一吸一至，名曰损，以血气皆不足也。再呼一至，再吸一至，谓两息之间脉再动，减之极也，经曰：形气有余，脉气不足者死。故曰无魂而当死也。

---

① 四：原为"曰"，据文义改。

上部有脉，下部无脉，其人当吐，不吐者死。上部无脉，下部有脉，虽困无能为害。所以然者，譬如人之有尺①，树之有根，枝②叶虽枯槁，根本将自生。脉有根本，人有元气，故知不死。

"譬如"二字，当在"人之有尺"下。

此又以脉之有无，明上下部之病也。纪氏曰：上部有脉，下部无脉，是邪实并于上，即当吐也，若无吐证，为上无邪而下气竭，故云当死。东垣李氏曰：下部无脉，此木郁也。饮食过饱，填塞于胸中太阴之分，而春阳之令不得上行故也，是为木郁。木郁则达之，谓吐之是也。谢氏曰：上部无脉，下部有脉者，阴气盛而阳气微，故虽困无能为害。上部无脉，如树枝之槁，下部有脉，如树之有根。惟其有根，可以望其生也。

四明陈氏曰：至，进也，阳独盛而至数多也。损，减也，阴独盛而至数少也。至脉从下上，谓无阴而阳独行至于上，则阳亦绝而死。大损脉从上下，谓无阳而阴独行至于下，则阴亦尽而死矣。

一难言寸口以决脏腑死生吉凶，谓气口为五脏主也。四难言脾受谷味，其脉在中，是五脏皆以胃气为主，其脉则主关上也。此难言人之有尺，譬如树之有根，脉有根本，人有元气，故知不死，则以尺为主也。此越人所以错综其义，散见诸篇，以见寸、关、尺各有所归重云。

十五难曰：经言春脉弦，夏脉钩，秋脉毛，冬脉石，是旺脉耶？将病脉也？然，弦、钩、毛、石者，四时之脉也。春脉弦者，肝东方木也，万物始生，未有枝叶，故其脉之来，濡弱而长，故曰弦。夏脉钩者，心南方火也，万物之所茂，垂枝布叶，皆下曲如钩，故其脉之来疾去迟，故曰钩。秋脉毛者，肺西方金也，万物之所终，草木华叶，皆秋而落，其枝独在，若毫毛也，故其脉之来，轻虚以浮，故曰毛。冬脉石者，肾北方水也，万物之所藏也，盛冬之时，水凝如石，故其脉之来，沉濡而滑，故曰石。此四时之脉也。

---

① 尺：原为"之"，据下文"人之有尺"改。
② 枝：原为"赤"，据文义改。

此《内经》之《素问·平人气象论》第十八篇、《素问·玉机真脏论》第十九篇，参错其文而为篇也。春脉弦者，肝主筋，应筋之象。夏脉钩者，心主血脉，应血脉来去之象。秋脉毛者，肺主皮毛。冬脉石者，肾主骨。各应其象，兼以时物之象取义也。来疾去迟，刘立之曰：来者，自骨肉之分，而出于皮肤之际，气之升而上也；去者，自皮肤之际，而还于骨肉之分，气之降而下也。

如有变奈何？

脉逆四时之谓变。

然，春脉弦，反者为病。何谓反？然，其气来实强，是谓太过，病在外；气来虚微，是谓不及，病在内。气来厌厌聂聂，如循榆叶曰平；益实而滑，如循长竿曰病；急而劲益强，如新张弓弦曰死。春脉微弦曰平，弦多胃气少曰病，但弦无胃气曰死。春以胃气为本。夏脉钩，反者为病。何谓反？然，其气来实强，是谓太过，病在外；气来虚微，是谓不及，病在内。其脉来累累如环，如循琅玕曰平；来而益数，如鸡举足者曰病；前曲后居，如操带钩曰死。夏脉微钩曰平，钩多胃气少曰病，但钩无胃气曰死。夏以胃气为本。秋脉毛，反者为病。何谓反？然，其气来实强，是谓太过，病在外；气来虚微，是谓不及，病在内。其脉来蔼蔼如车盖，按之益大曰平；不上不下，如循鸡羽曰病；按之萧索，如风吹毛曰死。秋脉微毛曰平，毛多胃气少曰病，但毛无胃气曰死。秋以胃气为本。冬脉石，反者为病。何谓反？然，其气来实强，是谓太过，病在外；气来虚微，是谓不及，病在内。脉来上大下兑，濡滑如雀之啄曰平；啄啄连属，其中微曲曰病；来如解索，去如弹石曰死。冬脉微石曰平，石多胃气少曰病，但石无胃气曰死。冬以胃气为本。

春脉太过，则令人善忘，忽忽眩冒巅疾；不及，则令人胸痛引背，下则两胁胠满。夏脉太过，则令人身热而肤痛，为浸淫；不及，则令人烦心，上见咳唾，下为气泄。秋脉太过，则令人逆气而背痛，愠愠然；不及，则令人喘，呼吸少气而咳，上气见血，下闻病音。冬脉太过，则令人上解㑊，脊脉痛而少气，不欲言；不及，则令人心悬如饥，眇中清，脊中痛，少腹满，小便变。此岐伯之言也。越人之意,盖本诸此。变脉,言气者,脉不自动,气使之然,且主胃气而言也。循,抚也,按也。春脉厌厌聂聂,如循榆叶,弦而和也;益实而滑,如循长竿,弦多也;急而劲益强,如新张弓弦,但弦也。夏脉累累如环,如循琅玕,钩而和也;如鸡举足,钩多而有力也;前曲后居,谓按之坚而搏,寻之实而据,但钩也。秋脉蔼蔼如车盖,按之益大,微毛也;不上不下,如循鸡羽,毛多也;按之萧索,如风吹毛,但毛也。冬脉上大下兑,大小适均,石而和也。上下与来去同义,见前篇;琢啄连属,其中微曲,石多也;来如解索,去如弹石,但石也。大抵四时之脉,皆以胃气为本,故有胃气则生,胃气少则病,无胃气则死。于弦、钩、毛、石中,每有和缓之体,为胃气也。此篇与《内经》中互有异同。冯氏曰:越人欲使脉之易晓,重立其义尔。按《素问》第二卷,"平人气象论第十八篇"云:平肝脉来,软弱招招,如揭长竿末梢;平肺脉来,厌厌聂聂,如落榆荚。平肾脉来,喘喘累累如钩,按之而坚。病肾脉来,如引葛之益坚。死肾脉如发夺索,辟辟如弹石。此为异也。

胃者,水谷之海,主禀四时,皆以胃气为本。是谓四时之变,病、死、生之要会。

胃属土,土之数五也,万物归之,故云水谷之海。而水、火、金、木无不待是以生,故云主禀四时。禀,供也,给也。

脾者,中州也,其平和不可得见,衰乃见耳。来如雀之啄,如水之下漏,是脾衰见也。

脾者中州,谓呼吸之间,脾受谷味,其脉在中也。其平和不得见,盖脾寄主于四季,不得独主于四时,四脏之脉平和,则脾脉在中矣。衰乃见者,雀啄屋漏,异乎常也。雀啄者,脉至坚锐而断续不定也。屋漏者,脉至缓散动而复止也。

十六难曰:脉有三部九候,有阴阳,有轻重,有六十首,一脉变为四时。离圣久远,各自是其法,何以别之?

谢氏曰:此篇问三部九候以下共六件,而本经并不答所问,似有缺文。今详三部九候,则八十难中第三章言之,当属此篇,错简在彼。阴阳见四难,轻重见五难。一脉变为四时,即十五难春弦、夏钩、秋毛、冬石也。六十首。按《素问·方盛衰论》第八十篇曰：圣人持诊之道，先后阴阳而持之，奇恒之势，乃六十首。王注谓：奇恒六十首，今世不存。则失其传者，由来远矣。

然，是其病有内外证。

此盖答辞，然与前问不相蒙，当别有问辞也。

其病为之奈何？

问内外证之详也。

然，假令得肝脉，其外证善洁，面青，善怒；其内证脐左有动气，按之牢若痛，其病四肢满闭，淋溲，便难，转筋。有是者肝也，无是者非也。

得肝脉，诊得弦脉也。肝与胆合为清净之府，故善洁。肝为将军之官，故善怒。善，犹喜好也。面青，肝之色也。此外证之色脉，情好也。脐左，肝之部也。按之牢者，若谓其动气，按之坚牢而不移，或痛也。冯氏曰：肝气膹郁，则四肢满闭，《传》曰：风淫末疾是也。厥阴脉循阴器，肝病故溲便难。转筋者，肝主筋也。此内证之部属及所主病也。

假令得心脉，其外证面赤，口干，喜笑；其内证脐上有动气，按之牢若痛，其病烦心，心痛，掌中热而哕。有是者心也，无是者非也。

掌中，手心主脉所过之处。盖真心不受邪，受邪者手心主尔。哕，干呕也。心病则火盛，故哕。经曰：诸逆冲上，皆属于火；诸呕吐酸，皆属于热。

假令得脾脉，其外证面黄，善噫，善思，善味；其内证当脐有动气，按之牢若痛，其病腹胀满，食不消，体重节痛，怠惰①嗜卧，四肢不收。有是者脾也，无是者非也。

《灵枢·口问》第二十八篇曰：噫者，寒气客于胃，厥逆从下上散，复出于胃，故为噫。经曰：脾主四肢。

假令得肺脉，其外证面白，善嚏，悲愁不乐，欲哭；其内证脐右有动气，按之牢若痛，其病喘咳，洒淅寒热。有是者肺也，无是者非也。

岐伯曰：阳气和利，满于心，出于鼻，故为嚏。洒淅寒热，肺主皮毛也。

---

① 惰：原为"堕"，据文义改。

假令得肾脉,其外证面黑,善恐、欠;其内证脐下有动气,按之牢若痛,其病逆气,小腹急痛,泄如下重,足胫寒而逆。有是者肾也,无是者非也。

肾气不足则为恐,阴阳相引则为欠。泄而下重,少阴泄也。如读为而。

十七难曰:经言病或有死,或有不治自愈,或连年月不已,其死生存亡,可切脉而知之耶? 然,可尽知也。

此篇所问者三,答云可尽知也,而止答病之死证,余无所见,当有阙漏。

诊病若闭目不欲见人者,脉当得肝脉强急而长,而反得肺脉浮短而涩者,死也。

肝开窍于目,闭目不欲见人,肝病也。肝病见肺脉,金克木也。

病若开目而渴,心下牢者,脉当得紧实而数,反得沉涩而微者,死也。

病实而脉虚也。

病若吐血,复鼽衄血者,脉当沉细,而反浮大而牢者,死也。

脱血脉实,相反也。

病若谵言妄语,身当有热,脉当洪大,而反手足厥逆,脉沉细而微者,死也。

阳病见阴脉,相反也。

病若大腹而泄者,脉当微细而涩,反紧大而滑者,死也。

泄而脉大,相反也。大腹,腹胀也。

十八难曰:脉有三部,部有四经。手有太阴、阳明,足有太阳、少阴,为上下部,何谓也? 有图。

此篇立问之意,谓人十二经脉凡有三部,每部之中有四经。今手有太阴、阳明,足有太阳、少阴,为上下部。何也? 盖三部者,以寸关尺分上中下也。四经者,寸关尺两两相比,则每部各有四经矣。手之太阴、阳明,足之太阳、少阴,为上下部者,肺居右寸,肾居左尺,循环相资,肺高肾下,母子之相望也。《素问·平人气象论》第十八篇云:脏真高于肺,脏真下于肾是也。

然,手太阴、阳明金也,足少阴、太阳水也,金生水,水流下行而不能上，故在下部也。足厥阴、少阳木也，生手太阳、少阴火，火炎上行而不能下，故为上部。手心主少阳火，生足太阴、阳明土，土主中宫，故在中部也。此皆五行子母更相生养者也。

手太阴、阳明金，下生足太阳、少阴水，水性下，故居下部。足少阴、太阳水，生足厥阴、少阳木，木生手少阴、太阳火，及手心主火，火炎上行，是为上部。火生足太阴、阳明土，土居中部，复生肺金。此五行子母更相生养者也。此盖因手太阴、阳明，足太阳、少阴，为上下部道，推广五行相生之义①，越人亦以五脏生成之后，因其部分之高下而推言之，非谓未生之前，必待如是而后生成也。而又演为三部之说，即四难所谓心肺俱浮，肝肾俱沉，脾者中州之意。但彼直以脏言，此以经言，而脏腑兼之。以上问答明经，此下二节，俱不相蒙，疑他经错简。

脉有三部九候，各何主之？然，三部者寸关尺也；九候者，浮中沉也。上部法天，主胸以上至头之有疾也；中部法人，主膈以下至脐之有疾也；下部法地，主脐以下至足之有疾也。审而刺之者也。

谢氏曰：此一节，当是十六难中答辞，错简在此，而剩出"脉有三部九候，各何主之"十字。审而刺之，纪氏云：欲诊脉动而中病，不可不审，故曰审而刺之。刺者，言其动而中也。阵万年传曰：刺候谓中其候。与此义全。或曰：刺，针刺也。谓审其部而针刺之。

人病有沉滞久积聚，可切脉而知之耶？

此下问答，亦未详所属。或曰：当是十七难中"或连年月不已"答辞。

然，诊在右胁有积气，得肺脉结，脉结甚则积甚，结微则气微。

结为积聚之脉，肺脉见结，知右胁有积气。右胁，肺部也。积气有微甚，脉从而应之。

诊不得肺脉，而右胁有积气者，何也？然，肺脉虽不见，右手当沉伏②。

---

① 义：原为"大"，据文义改。
② 伏：原为"然"，据周氏医学丛书本改。

肺脉虽不见结,右手脉当见沉伏。沉伏亦积聚脉,右手所以候里也。

其外痼疾同法耶?将异也?

此承上文,复问外之痼疾与内之积聚,法将同异。

然,结者,脉来去时一止,无常数,名曰结也。伏者,脉行筋下也。浮者,脉在肉上行也。左右表里,法皆如此。

结为积聚,伏脉行筋下主里,浮脉行骨上主表,所以异也。前举右胁为例,故此云左右同法。

假令脉结伏者,内无积聚;脉浮结者,外无痼疾。有积聚,脉不结伏;有痼疾,脉不浮结。为脉不应病,病不应脉,是为病死也。

有是脉,无是病,有是病,无是脉,脉病不相应,故为死病也。

十九难曰:经言脉有逆顺,男女有恒,而反者,何谓也?

恒,胡登反,常也。

脉有逆顺,据男女相比而言也。男脉在关上,女脉在关下;男子尺脉恒弱,女子尺脉恒盛,此男女之别也。逆顺云者,男之顺,女之逆也;女之顺,男不同也。虽然,在男女则各有常矣。反,谓反其常也。

然,男子生于寅,寅为木,阳也;女子生于申,申为金,阴也。故男脉在关上,女脉在关下。是以男子尺脉恒弱,女子尺脉恒盛,是其常也。有图。

此推本生物之初,而言男女阴阳也。纪氏曰:生物之初,其本原皆始于子。子者万物之所以始也。自子推之,男左旋三十而至于巳,女右旋二十而至于巳,是男女婚嫁之数也。自巳而怀娠,男左旋十月而生于寅,寅为木,阳也;女右旋十月而生于申,申为金,阴也。谢氏曰:寅为木,木生火,又火生在寅,而性炎上,故男脉在关上。申为金,金生水,又水生于申,而性流下,故女脉在关下。愚谓阳之体轻清而升,天道也,故男脉在关上;阴之体重浊而降,地道也,故女脉在关下。此男女之常也。

反者,男得女脉,女得男脉也。

男女异常,是之谓反。

其为病何如?

问反之为病也。

然，男得女脉为不足，病在内，左得之病在左，右得之病在右，随脉言之也；女得男脉为太过，病在四肢，左得之病在左，右得之病在右，随脉言之。此之谓也。

其反常，故太过不及，在内在外之病见焉。

二十难曰：经言脉有伏匿，伏匿于何藏而言伏匿邪？然，谓阴阳更相乘，更相伏也。脉居阴部，而反阳脉见者，为阳乘阴也。脉虽时沉涩而短，此谓阳中伏阴也。脉居阳部，而反阴脉见者，为阴乘阳也。脉虽时浮滑而长，此谓阴中伏阳也。

居，犹在也，当也。阴部尺，阳部寸也。乘，犹乘车之乘，出于其上也。伏，犹伏兵之伏，隐于其中也。匿，藏也。丁氏曰：此非特言寸为阳尺为阴，以上下言，则肌肉之上为阳部，肌肉之下为阴部，亦通。

重阳者狂，重阴者癫；脱阳者见鬼，脱阴者目盲。

此五十九难之文，错简在此。

二十一难曰：经言人形病脉不病，曰生；脉病形不病，曰死。何谓也？然，人形病脉不病，非有不病者也，谓息数不应脉数也。此大法。

周仲立曰：形体之中觉见憔悴，精神昏愦，食不饮美，而脉得四时之从，无过不及之偏，是人病脉不病也。形体安和，而脉息乍大乍小，或至或损，弦紧浮滑沉涩不一，残贼冲和之气，是皆脉息不与形相应，乃脉病人不病也。仲景云：人病脉不病，名曰内虚，以无谷气，神虽困无苦。脉病人不病，名曰行尸，以无王气，卒眩仆不识人，短命则死。

谢氏曰：按本经答文，词意不属，似有脱误。

二十二难曰：经言脉有是动，有所生病，脉变为二病者，何也？然，经言是动者，气也；所生病者，血也。邪在气，气为是动；邪在血，血为所生病。气主呴之，血主濡之。气留而不行者，为气先病也；血壅而不濡者，为血后病也。故先为是动，后所生也。

呴，香薰反。濡，平声。

响，煦也。气主响之，谓气煦嘘往来，句蒸于皮肤分肉也。血主濡之，谓血濡润筋骨，滑利关节，荣养脏腑也。此"脉"字，非尺寸之脉，乃十二经隧之脉也。此谓十二经隧之脉，每脉中辄有二病者，盖以有在气在血之分也。邪在气，气为是而动；邪在血，血为所生病。气留而不行为气病，血壅而不濡为血病。故先为是动，后所生病也。先后云者，抑气在外，血在内，外先受邪，则内亦从之而病欤？然邪亦有只在气，亦有径在血者，又不可以先后拘也。《经》见《灵枢·经脉》①第十篇。

二十三难曰：手足三阴三阳，脉之度数，可晓以不？然，手三阳之脉，从手至头，长五尺，五六合三丈。手三阴之脉，从手至胸中，长三尺五寸，三六一丈八尺，五六三尺②，合二丈一尺。足三阳之脉，从足至头，长八尺，六八四丈八尺。足三阴之脉，从足至胸，长六尺五寸，六六三丈六尺，五六三尺，合三丈九尺。人两足跷脉，从足至目，长七尺五寸，二七一丈四尺，二五一尺，合一丈五尺。督脉、任脉各长四尺五寸，二四八尺，二五一尺，合九尺。凡脉长一十六丈二尺。此所谓十二经脉长短之数也。

此《灵枢·脉度》第十七篇全文。三阴三阳，《灵枢》皆作六阴六阳，义尤明白。按经脉之流注，则手之三阳，从手走至头；手之三阴，从腹走至手。足之三阳，从头下走至足；足之三阴，从足上走入腹。此举经脉之度数，故皆自手足。言人两足跷脉，指阴跷也。阴跷脉起于跟中，自然骨之后，上内踝之上，直上循阴股入阴器，循腹，上胸里，行缺盆，出人迎之前，入頄内廉，属目内眦，合太阳脉，为足少阴之别络也。足三阳之脉，从足至头，长八尺。《考工记》亦云：人身长八尺。盖以同身尺寸言之。

经脉十二，络脉十五，何始何穷也？然，经脉者，行血气，通阴阳，以荣于身者也。其始从中焦，注手太阴、阳明，阳明注足阳明、太阴，太阴注手少阴、太阳，太阳注足太阳、少阴，少阴注手心主、少阳，少阳

---

① 见《灵枢·经脉》：原无，据周氏医学丛书本及文义改。
② 尺：原作"丈"，据文义改。

注足少阳、厥阴，厥阴复还注手太阴。别络十五，皆因其原，如环无端，转相灌溉，朝于寸口、人迎，以处百病，而决死生也。有图。

因者，随也。原者，始也。朝，犹朝会之朝。以，用也。因上文经脉之尺度，而推言经络之行度也。直行者谓之经，旁出者谓之络。十二经有十二络，兼阳络阴络，脾之大络，为十五络也。谢氏曰：始从中焦者，盖谓饮食入口，藏于胃，其精微之化注手太阴、阳明，以次相传，至足厥阴，厥阴复还注手太阴也。络脉十五，皆随十二经脉之所始，转相灌溉，如环之无端，朝于寸口、人迎，以之处百病而决死生也。寸口、人迎，古法以挟喉两旁动脉为人迎，至晋王叔和直以左手关前一分为人迎，右手关前一分为气口，后世宗之。愚谓：昔人所以取人迎、气口者，盖人迎为足阳明胃经，受谷气而养五脏者也；气口为手太阴肺经，朝百脉而平权衡者也。

经云：明知终始，阴阳定矣。何谓也？然，终始者，脉之纪也。寸口、人迎，阴阳之气，通于朝使，如环无端，故曰始也。终者，三阴三阳之脉绝，绝则死，死各①有形，故曰终也。

谢氏曰：《灵枢·终始》第九篇曰："凡刺之道，毕于终始，明知终始，五脏为纪，阴阳定矣。"又曰："不病者，脉口人迎应四时也。""少气者，脉口人迎俱少，而不称尺寸也。"此一节，因上文寸口人迎处百病、决死生而推言之。谓欲晓知终始，于阴阳为能定之。盖以阳经取决于人迎，阴经取决于气口也。朝使者，朝谓气血如水潮，应时而灌溉，使谓阴阳相为用也。始，如生物之始，终，如生物之穷。欲知生死，脉以候之。阴阳之气通于朝使，如环无端，则不病，一或不相朝使，则病矣。况三阴三阳之脉绝乎，绝必死矣。其死之形状，具如下篇，尤宜参看。

二十四难曰：手足三明三阳气已②绝，何以为候？可知其吉凶不？然，足少阴气绝，即骨枯。少阴者，冬脉也，伏行而温于骨髓，故骨髓不温，即肉不着骨，骨肉不相亲，即肉濡而却，肉濡而却，故齿长而枯，发无润泽，无润泽者，骨先死。戊日笃，己日死。

---

① 各：原为"答"，据文义改。

② 已：原为"巳"，据文义改。

此下六节，与《灵枢·经脉》第十篇，文皆大同小异。濡读为软。肾其华在发，其充在骨，肾绝则不能充于骨，荣于发。肉濡而却，谓骨肉不相着而肉濡缩也。戊己①，土也。土胜水，故以其所胜之日笃而死矣。

足太阴气绝，则脉不营其口唇。口唇者，肌肉之本也。脉不营则肌肉不滑泽，肌肉不滑泽则肉满，肉满则唇反，唇反则肉先死。甲日笃，乙日死。

脾，其华在唇四白，其充在肌，脾绝则肉满唇反也。肉满，谓肌肉不滑泽，而紧急膜膜也。

足厥阴气绝，即筋缩引卵与舌卷。厥阴者，肝脉也。肝者，筋之合也。筋者，聚于阴器而络于舌本。故脉不营则筋缩急，筋缩急即引卵与舌，故舌卷卵缩，此筋先死。庚日笃，辛日死。

肝者脉之合，其华在爪，其充在筋。筋者，聚于阴器而络于舌本，肝绝则筋缩引卵与舌也。王充《论衡》云：甲乙病者，生死之期，常之庚辛②。

手太阴气绝，即皮毛焦。太阴者肺也，行气温于皮毛者也。气弗营则皮毛焦，皮毛焦则津液去，津液去即皮节伤，皮节伤则皮枯毛折，毛折者则毛先死。丙日笃，丁日死。

肺者气之本，其华在毛，其充在皮。肺绝则皮毛焦而津液去，皮节伤，以诸液皆会于节也。

手少阴气绝则脉不通，脉不通则血不流，血不流则色泽去，故面色黑如黧，此血先死。壬日笃，癸日死。

心之合脉也，其荣色也，其华在面，其充在血脉。心绝则脉不通，血不流，色泽去也。

三阴气俱绝者，则目眩转目瞑，目瞑者为失志，失志者则志先死，死即目瞑也。

三阴通手足经而言也。《灵枢·经脉》第十篇作五阴气俱绝，则以手厥阴、

---

① 己：原为"巳"，据文义改。
② 辛：原为"申"，据文义改。

手少阴同心经也。目眩转目瞑者，即所谓脱阴者目盲，此又其甚者也。故云目瞑者失志，而志先死也。四明陈氏曰：五脏阴气俱绝，则其志丧于内，故精气不注于目，不见人而死。

六阳气俱绝者，则阴与阳相离。阴阳相离则腠理泄，绝汗乃出，大如贯珠，转出不流，即气先死。旦占夕死，夕占旦死。

汗出而不流者，阳绝故也。陈氏曰：六腑阳气俱绝，则气败于外，故津液脱而死。

二十五难曰：有十二经，五脏六腑十一耳，其一经者，何等经也？然，一经者，手少阴与心主别脉也。心主与三焦为表里，俱有名而无形，故言经有十二也。

此篇问答，谓五脏六腑配手足之阴阳，但十一经耳。其一经者，则以手少阴与心主各别为一脉，心主与三焦为表里，俱有名而无形。以此一经并五脏六腑，共十二经也。谢氏曰：《难经》言手少阴心主与三焦者，凡八篇；三十一难分豁三焦经脉，所始所终。三十六难言肾之有两，左曰肾，右曰命门，初不以左右肾分两手尺脉。三十八难言三焦者，原气之别，主持诸气，复申言其有名无形。三十九难言命门者，精神之所舍，男子藏精，女子系胞，其气与肾通。又云：六腑正有五脏，三焦亦是一府。八难、六十二、六十六三篇，言肾间动气者，人之生命，十二经之根本也，其名曰原，三焦则原气之别使也。通此篇参互①观之，可见三焦列为六腑之义，唯其有名无形，故得与手心主合。心主为手厥阴，其经始于起胸中，终于循小指、次指出其端。若手少阴，则始于心中，终于循小指之内出其端。此手少阴与心主各别为一脉也。

或问：手厥阴经曰心主，又曰心包络，何也？曰：君火以名，相火以位，手厥阴代君火行事，以用而言，故曰手心主；以体而言，则曰心包络。一经而二名，实相火也。

虞庶云：诸家言命门为相火，与三焦相表里。按《难经》止言手心主与三焦为表里，无命门、三焦表里之说。夫左寸火，右寸金；左关木，右关土；左尺

齐鲁针灸医籍集成（校注版）·金元Ⅰ

---

① 互：原为"五"，据文义改。

水,右尺火。职之部位,其义灼然。吁呼!如虞氏此说,则手心主与三焦相为表里,而摄行君火明矣。三十六难谓命门其气与肾通,则亦不离乎肾也,其习坎之谓欤!手心主为火之闰位,命门则水之同气欤!命门不得为相火,三焦不与命配,亦明矣。虞氏之说,良有旨哉!诸家所以纷纷不决者,盖有惑于"金匮真言篇"王注引《正理论》谓:三焦者有名无形,上合手心主,下合右肾,遂有命门、三焦表里之说。夫人之脏腑,一阴一阳,自有定耦,岂有一经两配之理哉?夫所谓上合手心主者,正言其为表里;下合右肾者,则以三焦为原气之别使而言之尔。知此则知命门与肾通,三焦无两配。而诸家之言,可不辨而自明矣。若夫诊脉部位,则手厥阴相火居右尺之分,而三焦同之。命门既与肾通,只当居左尺,而谢氏据《脉经》,谓手厥阴及①手少阴心脉同部,三焦脉上见寸口,中见于关,下焦与肾同也。前既云初不以左右肾分两手尺脉矣,今如《脉经》所云,则右尺当何所候耶?

二十六难曰:经有十二,络有十五,余三络者,是何等络也?然,有阳络,有阴络,有脾之大络。阳络者,阳跷之络也;阴络者,阴跷之络也。故络有十五焉。

直行者谓之经,旁出者谓之络。经犹江汉之正流,络则沱潜之支派。每经皆有络,十二经有十二络。如手太阴属肺络大肠、手阳明属大肠络肺之类。今云络有十五者,以其有阳跷之络、阴跷之络及脾之大络也。阳跷、阴跷,见二十八难。谓之络者,盖奇经既不拘于十二经,直谓之络,亦可也。脾之大络,名曰大包,出渊腋三寸,布胸胁,其动应衣,宗气也。四明陈氏曰:阳跷之络,统诸阳络;阴跷之络,统诸阴络。脾之大络,又总统阴阳诸络,由脾之能溉养五脏也。

二十七难曰:脉有奇经八脉者,不拘于十二经,何也?然,有阳维,有阴维,有阳跷,有阴跷,有冲,有督,有任,有带之脉,凡此八脉者,皆不拘于经,故曰奇经八脉也。

脉有奇常。十二经者,常脉也。奇经八脉,则不拘于十二经,故曰奇经。

---

① 及:原为"即",周氏医学丛书本作"与",今据文义及读音改。

奇,对正而官,犹兵家之云奇正也。虞氏曰:奇者,奇零之奇,不偶之义。谓此八脉,不系正经阴阳,无表里配合,别道奇行,故曰奇经也。此八脉者,督脉督于后,任脉任于前,冲脉为诸阳之海,阴阳维则维络于身,带脉束之如带,阳跷得之太阳之别,阴跷本诸少阴之别云。

经有十二,络有十五,凡二十七。气相随上下,何独不拘于经也?然,圣人图设沟渠,通利水道,以备不然。天雨降下,沟渠溢满,当此之时,滂沛妄作,圣人不能复图也。此络脉满溢,诸经不能复拘也。

经络之行,有常度矣。奇经八脉,则不能相从也。故以圣人图设沟渠为譬,以见脉络满溢,诸经不能复拘,而为此奇经也。然则奇经盖络脉之满溢而为之者欤! 或曰:"此络脉"三字,越人正指奇经而言也。既不拘于经,直谓之络脉,亦可也。

此篇两节,举八脉之名,及所以为奇经之义。

二十八难曰:其奇经八脉者,既不拘于十二经,皆何起何继也?然,督脉者,起于下极之俞,并于脊里,上至风府,入属于脑。任脉者,起于中极之下,以上毛际,循腹里,上关元,至咽喉。冲脉者,起于气冲,并足阳明之经,夹脐上行,至胸中而散也。带脉者,起于季胁,回身一周。阳跷脉者,起于跟中,循外踝上行,入风池。阴跷脉者,亦起于跟中,循内踝上行,至咽喉,交贯冲脉。阳维、阴维者,维络于身,溢蓄不能环流灌溉诸经者也。故阳维起于诸阳会也,阴维起于诸阴交也。比于圣人图设沟渠,沟渠满溢,流于深湖,故圣人不能拘通也。而人脉隆盛,入于八脉而不环周,故十二经亦不能拘之。其受邪气,蓄则肿热,砭射之也。

继,《脉经》作"系"。

督之为言都也,为阳脉之海,所以都纲乎阳脉也。其脉起下极之俞,由会阴历长强,循脊中行,至大椎穴,与手足三阳脉之交会,上至哑门,与阳维会,至百会与太阳交会,下至鼻柱人中,与阳明交会。任脉起于中极之下曲骨穴。任者妊也,为人生养之本。冲脉起于气冲穴,至胸中而散,为阴脉之海。《素问·骨空论》第六十篇作并足少阴之经。按冲脉行乎幽门、通谷而上,皆少阴也,当从《素问·骨空论》。此督、任、冲三脉,皆起于会阴,盖一源而分三歧也。带脉起季胁下一寸八分,回身一周,犹束带然。阳跷脉起于足跟中申脉穴,循外踝而行阴跷脉亦于跟中照海穴,循内踝而行。跷者,捷也。以二脉皆起于足,故取跷捷超越之义。阳维、阴维,维络于身,为阴阳之纲维也。阳维所发,别于金门,以阳交为郄,与手足太阳及跷脉会于臑俞,与手足少阳会于天髎,及会肩井,与足少阳会于阳白,上本神、临泣、正营、脑空,下至风池,与督脉会于风府、哑门。此阳维之起于诸阳之会也。阴维之郄,曰筑宾,与足太阴会于腹哀、大横,又与足太阴、厥阴会于府舍、期门,又与任脉会于天突、廉泉。此阴维起于诸阴之交也。"溢蓄不能环流灌溉诸经者也"十二字,当在十二经"亦不能拘之"之下,则于此无所间,而于彼得相从矣。"其受邪气蓄"云云十二字,谢氏则以为于本文上下当有缺文。然《脉经》无此,疑衍文也。或云当在三十七难关格"不得尽其命而死矣"之下,因邪在六腑而言也。

二十九难曰:奇经之为病何如?然,阳维维于阳,阴维维于阴。阴阳不能自相维,则怅然失志,溶溶不能自收持。阳维为病苦寒热,阴维为病苦心痛。阴跷为病,阳缓而阴急。阳跷为病,阴缓而阳急。冲之为病,逆气而里急。督之为病,脊强而厥。任之为病,其内苦结,男子为七疝,女子为瘕聚。带之为病,腹满,腰溶溶若坐水中。此奇经八脉之为病也。阳维为病云云十四字,说见缺误总类。

此言奇经之病也。阴不能维于阴,则怅然失志;阳不能维于阳,则溶溶不能自收持。阳维行诸阳而主卫,卫为气,气居表,故苦寒热。阴维行诸阴而主荣,荣为血,血属心,故苦心痛。两跷脉,病在阳则阳结急,在阴则阴结急。受病者急,不病者自和缓也。冲脉从关元至咽喉,故逆气里急。督脉行背,故脊强而厥。任脉起胞门行腹,故病苦内结,男为七疝,女为瘕聚也。带脉回身一周,故病状如是溶溶无力貌。此各以其经脉所过而言之。自二十七难至此,义实相因,最宜通玩。

三十难曰:荣气之行,常与卫气相随不?然,经言人受气于谷,谷入于胃,乃传于五脏六腑。五脏六腑,皆受于气,其清者为荣,浊者为卫,荣行脉中,卫行脉外,营周不息,五十而复大会,阴阳相贯,如环之无端,故知荣卫相随也。有图。

此篇与《灵枢·营气生会》第十八篇岐伯之言同,但谷入于胃,乃传于五脏六腑,五脏六腑,皆受于气,《灵枢》作谷入于胃,以传与肺,五脏六腑,皆以受气,为少殊尔。皆受于气之气,指水谷之气而言。五十而复大会,说见一难中。四明陈氏曰:荣,阴也,其行本迟。卫,阳也,其行本速。然而清者滑利,浊者慓悍,皆非涩滞之体。故凡卫行于外,荣即从行于中,是知其行常得相随,共周其度。濬南王氏曰:清者,体之上也,阳也,火也。离中之一阴降,故午后一阴生,即心之生血也。故曰清气为荣。天之清不降,天之浊能降,为六阴驱而使之下也。云清气者,总离之体言之。浊者体之下也,阴也,水也。坎中之一阳升,故子后一阳生,即肾之生气也。故曰浊气为卫。地之浊不升,地之清能升,为六阳举而使之上也。云浊气者,总坎之体言之。经云:地气上为云,天气下为雨,雨出地气,云出天气,此之谓也。愚谓:以用而言,则清气为荣者,浊中之清者也;浊气为卫者,清中之浊者也。以体而言,则清之用不离乎浊之体,浊之用不离乎清之体。故谓清气为荣,浊气为卫,亦可也。谓荣浊卫清,亦可也。纪氏亦云:《素问·痹论》第四十三篇曰:荣者水谷之精气则清,卫者水谷之悍气则浊。精气入于脉中则浊,悍气行于脉外则清。或问:三十二难云:血为荣,气为卫。此则荣卫皆以气言者,何也?曰:经云荣者水谷之精气,卫者水谷之悍气。又云清气为荣,浊气为卫。盖统而言之,则荣卫皆水谷之气所为,故悉以气言可也;析而言之,则荣为血,而卫为气,固自有分矣。是故荣行脉中,卫行脉外,犹水泽之于川浍,风云之于太虚也。

《难经本义》上卷毕

《难经本义》下卷

元许昌　滑寿著
明吴郡　薛己校
新都　吴中珩阅

三十一难曰:三焦者,何禀何生?何始何终?其治常在何许?

可晓以不？然，三焦者，水谷之道路，气之所终始也。上焦者，在心下，下膈，在胃上口，主内而不出，其治在膻中，玉堂下一寸六分，直两乳间陷者是。中焦者，在胃中脘，不上不下，主腐熟水谷，其治在脐旁。下焦者，当膀胱上口，主分别清浊，主出而不内，以传道也，其治在脐下一寸①。故名曰三焦，其府在气街一本作冲。

人身之腑脏，有形有状，有禀有生。如肝禀气于木，生于水，心禀气于火，生于木之类，莫不皆然。唯三焦既无形状，而所禀所生，则元气与胃气而已。故云：水谷之道路，气之所终始也。上焦其治在膻中，中焦其治在脐旁天枢穴，下焦其治在脐下一寸阴交穴。治，犹司也，犹郡县治之治，谓三焦处所也。或云治作平声读，谓②三焦有病，当各治其处，盖刺法也。三焦，相火也。火能腐熟万物，焦从火，亦腐物之气，命名取义，或有在于此欤？《灵枢》第十八篇曰：上焦出于胃上口，并咽以上，贯膈而布胸中，走腋，循太阴之分而行，还至阳明，上至舌下。足阳明常与营卫俱行于阳二十五度，行于阴亦二十五度，一周也。故五十度而复大会于手太阴矣。中焦亦傍胃口，出上焦之后，此所受气者，泌糟粕蒸津液，化其精微，上注于肺脉，乃化而为血，以养生身，莫贵于此。故独得行于经隧，命曰营气。下焦者，别回肠，注于膀胱而渗入焉。故水谷者，常并居于胃中，成糟粕而俱下于大、小肠，而成下焦。渗而俱下，济泌别汁，循下焦而渗入膀胱焉。谢氏曰：详《灵枢》本文，则三焦有名无形，尤可见矣。古益袁氏曰：所谓三焦者，于膈膜脂膏之内，五脏五腑之隙，水谷流化之关，其气融会于其间，熏蒸膈膜，发达皮肤分肉，运行四旁，曰上中下，各随所属部分而名之，实元气之别使也。是故虽无其形，倚内外之形而得名；虽无其实，合内外之实而为位者也。愚按："其府在气街"一句，疑错简，或衍。三焦自属诸腑，其经为手少阳与手心主配，且各有治所，不应又有府也。

三十二难曰：五脏俱等，而心肺独在鬲上者何也？然，心者血，肺者气，血为荣，气为卫，相随上下，谓之荣卫，通行经络，营周于外，故令心肺在鬲上也。

---

① 脐下一寸：阴交穴。
② 读，谓：原为"谓读"，据周氏医学丛书本改。

心荣肺卫,通行经络,营周于外,犹天道之运于上也。鬲者膈也,凡人心下有鬲膜,与脊胁周回相著,所以遮隔浊气,不使上薰于心肺也。四明陈氏曰:此特言其位之高下耳。若以五脏德化论之,则尤有说焉。心肺既能以血气生育人身,则此身之父母也。以父母之尊,亦自然居于上矣。《内经》曰:鬲肓之上,中有父母。此之谓也。

三十三难曰:肝青象木,肺白象金。肝得水而沉,木得水而浮;肺得水而浮,金得水而沉,其意何也? 然,肝者,非为纯木也。乙角也,庚之柔。一句大言阴与阳,小言夫与妇。释其微阳,而吸其微阴之气,其意乐金,又行阴道多,故令肝得水而沉也。肺者,非为纯金也。辛商也,丙之柔。一句大言阴与阳,小言夫与妇。释其微阴,婚而就火,其意乐火,又行阳道多,故令肺得水而浮也。肺熟而复沉,肝熟而复浮者,何也? 故知辛当归庚,乙当归甲也有图。

四明陈氏曰:肝属甲乙木,应角音而重浊。析而言之,则甲为木之阳,乙为木之阴;合而言之,则皆阳也。以其属少阳而位于人身之阴分,故为阴中之阳。夫阳者必合阴,甲乙之阴阳,本自为配合,而乙与庚通,刚柔之道,乙乃合甲之微阳,而反乐金,故吸受庚金微阴之气,为之夫妇。木之性本浮,以其受金之气而居阴道,故得水而沉也。及熟之,则所受金之气去,乙复归之甲,而木之本体自然还浮也。肺属庚辛金,应商音而轻清。析而言之,则庚为金之阳,辛为金之阴,合而言之,则皆阴也。以其属太阴而位于人身之阳分,故为阳中之阴。夫阴者必合阳,庚辛之阴阳,本自为配合,而辛与丙通,刚柔之道,辛乃合庚之微阴,而反乐夫火,故就丙火之阳,为之夫妇。金之性本沉,以其受火之气,炎上而居阳道,故得水而浮也。及熟之,则所受火之气乃去,辛复归之庚,而金之本体自然还沉也。

古益袁氏曰:肝为阴木,乙也。肺为阴金,辛也。角商各其音也。乙与庚合,丙与辛合,犹夫妇也。故皆暂舍其本性,而随夫之气习,以见阴阳相感之义焉。况肝位膈下,肺居膈上,上阳下阴,所行之道,性随而分,故木浮而反肖金之沉,金沉而反肖火之上行而浮也。凡物极则反,及其经制化变革,则归根复命焉。是以肝肺熟而各肖其木金之本性矣。

纪氏曰：肝为阴中之阳，阴性尚多，不随于木，故得水而沉也。肺为阳中之阴，阳性尚多，不随于金，故得水而浮也。此乃言其大者耳。若言其小，则乙庚丙辛，夫妇之道也。及其熟而沉浮反者，各归所属，见其本性故也。

周氏曰：肝蓄血，血，阴也，多血少气，体凝中窒，虽有脉络内经，非玲珑空虚之比，故得水而沉也。及其熟也，濡而润者，转为干燥，凝而窒者，变为通虚，宜其浮也。肺主气，气，阳也，多气少血，体四垂而轻泛，孔窍玲珑，脉络旁达，故得水而浮也。熟则体皆揪敛，孔窍窒实，轻舒者变而紧缩，宜其沉也。斯物理之当然，与五行造化，默相符合耳。

谢氏曰：此因物之性而推其理也。

愚谓：肝为阳，阴中之阳也，阴性尚多，故曰微阳。其居在下，行阴道也。肺为阴，阳中之阴也，阳性尚多，故曰微阴。其居在上，行阳道也，熟则无所乐而反其本矣。何也？物熟而相交之气散也。

三十四难曰：五脏各有声、色、臭、味，皆可晓知以不？然，《十变》言肝色青，其臭臊，其味酸，其声呼，其液泣。心色赤，其臭焦，其味苦，其声言，其液汗。脾色黄，其臭香，其味甘，其声歌，其液涎。肺色白，其臭腥，其味辛，其声哭，其液涕。肾色黑，其臭腐，其味咸，其声呻，其液唾。是五脏声、色、臭、味也。有图。

此五脏之用也。声色臭味下欠"液"字。肝色青、臭臊，木化也。呼，出木也。味酸，曲直作酸也。液泣，通乎目也。心色赤、身焦，火化也。言，扬火也。味苦，炎上作苦也。液汗，心主血，汗为血之属也。脾色黄、臭香，土化也。歌，缓土也。一云脾神好乐，故其声主歌。味甘，稼穑作甘也。液涎，通乎口也。肺色白、臭腥，金化也。哭，惨金也。味辛，从革作辛也。液涕，通乎鼻也。肾色黑、臭腐，水化也。呻，吟诵也，象水之声。味咸，润下作咸也。液唾，水之属也。四明陈氏曰：肾位远，非呻①之则气不得及于息，故声之呻者，自肾出也。然肺主声，肝主色，心主臭，脾主味，肾主液，五脏错综互相有之，故云十变也。

五脏有七神，各何所藏耶？然，脏者，人之神气所舍藏也。故肝

---

① 呻：原为"伸"，据上、下文义改。

藏魂，肺藏魄，心藏神，脾藏意与智，肾藏精与志也。

脏者藏也，人之神气藏于内焉。魂者，神明之辅弼也，随神往来谓之魂。魄者，精气之匡佐也，并精而出入者谓之魄。神者，精气之化成也，两精相薄谓之神。脾主思，故藏意与智。肾者作强之官，伎巧出焉，故藏精与志也。此因五脏之用而言五脏之神，是故五用著于外，七神蕴于内也。

三十五难曰：五脏各有所，腑皆相近，而心、肺独去大肠、小肠远者，何也？然，经言心荣肺卫，通行阳气，故居在上，大肠小肠传阴气而下，故居在下，所以相去而远也。

心荣肺卫，行阳气而居上。大肠、小肠传阴气而居下，不得不相远也。又诸腑者，皆阳也，清净之处。今大肠、小肠、胃与膀胱，皆受不净，其意何也？又问：诸腑既皆阳也，则当为清净之处，何故大肠、小肠、胃与膀胱，皆受不净耶？

然，诸腑者，谓是非也。经言：小肠者，受盛之腑也。大肠者，传泻行道之腑也。胆者，清净之腑也。胃者，水谷之腑也。膀胱者，津液之腑也。一腑犹无两名，故知非也。小肠者，心之腑。大肠者，肺之腑。胆者，肝之腑。胃者，脾之腑，膀胱者，肾之腑。

谓诸腑为清净之处者，其说非也。今大肠、小肠、胃与膀胱，各有受任，则非阳之清净矣。各为五脏之腑，固不得而两名也。盖诸腑体为阳而用则阴，经所谓浊阴归六腑是也。云诸腑皆阳，清净之处，唯胆足以当之。

小肠谓赤肠，大肠谓白肠，胆者谓青肠，胃者谓黄肠，膀胱者谓黑肠，下焦之所治也。

此以五脏之色分别五腑，而皆以肠名之也。"下焦所治"一句，属膀胱，谓膀胱当下焦所治，主分别清浊也。

三十六难曰：脏各有一耳，肾独有两者何也？然，肾两者，非皆肾也，其左者为肾，右者为命门。命门者，诸神精①之所舍，原气之所系也，男子以藏精，女子以系胞。故知肾有一也。

肾之有两者，以左者为肾，右者为命门也。男子于此而藏精，受五脏六腑

---

① 神精：周氏医学丛书本作"精神"。

之精而藏之也；女子于此而系胞，是得精而能施化，胞则受胎之所也。原气，谓脐下肾间动气，人之生命，十二经之根本也。此篇言非皆肾也，三十九难亦言左为肾，右为命门，而又云其气与肾通，是肾之两者，其实则一尔。故《项氏家说》引沙随程可久曰：北方常配二物，故惟坎加习，于物为龟为蛇，于方为朔为北，于大玄为罔为冥。《难经》曰：脏有一而肾独两。此之谓也。

此通三十八、三十九难诸篇，前后参考，其义乃尽。

三十七难曰：五脏之气，于何发起，通于何许，可晓以不？然，五脏者，当上关于九窍也。故肺气通于鼻，鼻和则知香臭矣；肝气通于目，目和则知黑白矣；脾气通于口，口和则知谷味矣；心气通于舌，舌和则知五味矣；肾气通于耳，耳和则知五音矣。

谢氏曰：本篇问五脏之气于何发起？通于何许？答文止言五脏通九窍之义，而不及五脏之发起，恐有缺文。愚按五脏发起，当如二十三难流注之说。上关九窍，《灵枢》作七窍者是。下同。

五脏不和，则九窍不通。六腑不和，则留结为痈。

此二句，结上起下之辞。五脏阴也，阴不和则病于内。六腑阳也，阳不和则病于外。

邪在六腑，则阳脉不和；阳脉不和，则气留之；气留之，则阳脉盛矣。邪在五脏，则阴脉不和；阴脉不和，则血留之；血留之，则阴脉盛矣。阴气太盛，则阳气不得相营也，故曰格。阳气太盛，则阴气不得相营也，故曰关。阴阳俱盛，不得相营也，故曰关格。关格者，不得尽其命而死矣。

此与《灵枢·脉度》十七篇文大同小异。或云二十八难"其受邪气，蓄则肿热，砭射之也"十二字当为此章之结语。盖阴阳之气太盛，而至于关格者，必死。若但受邪气，蓄则宜砭射之。其者，指物之辞，因上文六腑不和，及邪在六腑而言之也。

经言气独行于五脏，不营于六腑者，何也？然，夫气之所行也，如水之流，不得息也。故阴脉营于五脏，阳脉营于六腑，如环无端，莫知其纪，终而复始，其不覆溢。人气内温于脏腑，外濡于腠理。

此因上章"营"字之意而推及之也,亦与《灵枢》十七篇文大同小异。所谓气独行于五脏,不营于六腑者,非不营于六腑也,谓在阴经则营于五脏,在阳经则荣于六腑。脉气周流,如环无端,则无关格覆溢之患,而人之气内得以温于脏腑,外得以濡于腠理矣。

四明陈氏曰:腑有邪则阳脉盛,脏有邪则阴脉盛。阴脉盛者,阴气关于下,阳脉盛者,阳气格于上,然而未至于死。阴阳俱盛,则既关且格,格则吐而食不下,关则二阴闭,不得大、小便而死矣。脏腑气和而相营,阴不覆,阳不溢,又何关格之有?

三十八难曰:脏唯有五,腑独有六者,何也?然,所以腑有六者,谓三焦也,有原气之别焉,主持诸气,有名而无形,其经属手少阳,此外腑也,故言腑有六焉。

三焦主持诸气,谓原气别使者,以原气赖其导引,潜行默运于一身之中,无或间断也。外腑,指其经为手少阳而言。盖三焦外有经而内无形,故云。详见六十六难。

三十九难曰:经言腑有五,脏有六者,何也?然,六腑者,正有五腑也。五脏亦有六脏者,谓肾有两脏也,其左为肾,右为命门。命门者,精神之所舍也,男子以藏精,女子以系胞,其气与肾通。故言脏有六也。腑有五者,何也?然,五脏各一府,三焦亦是一腑,然不属于五脏,故言腑有五焉。

前篇言脏有五腑有六,此言府有五脏有六者,以肾之有两也。肾之两虽有左右命门之分,其气相通,实皆肾而已。腑有五者,以三焦配合手心主也。合诸篇而观之,谓五脏六腑可也,五脏五腑亦可也,六脏六腑亦可也。

四十难曰:经言肝主色,心主臭,脾主味,肺主声,肾主液。鼻者肺之候,而反知香臭,耳者肾之候,而反闻声,其意何也?然,肺者西方金也,金生于巳,巳者南方火,火者心,心主臭,故令鼻知香臭。肾者北方水也,水生于申,申者西方金,金者肺,肺主声,故令耳闻声。

四明陈氏曰:臭者心所主,鼻者肺之窍,心之脉上肺,故令鼻能知香臭也。

耳者肾之窍,声者肺所主,肾之脉上肺,故令耳能闻声也。愚按:越人此说盖以五行相生之理①而言,且见其相因而为用也。

四十一难曰:肝独有两叶,以何应也? 然,肝者,东方木也。木者春也,万物始生,其尚幼小,意无所亲,去太阴尚近,离太阳不远,犹有两心,故有两叶,亦应木叶也。

四明陈氏曰:五脏之相生,母子之道也。故肾为肝之母,属阴中之大阴;心为肝之子,属阳中之太阳。肝之位,切近乎肾,亦不远乎心也。愚谓:肝有两叶,应东方之木。木者春也,万物始生,草木甲折,两叶之义也。越人偶有见于此而立为论说,不必然,不必不然也。其曰太阴太阳,固不必指藏气及月令而言。日隆冬为阴之极,首夏为阳之盛,谓之太阴太阳,无不可也。凡读书要须融活,不可滞泥。先儒所谓以意逆志,是谓得之,信矣! 后篇谓肝左三叶,右四叶,此云两叶,总其大者尔。

四十二难曰:人肠胃长短,受水谷多少,各几何? 然,胃大一尺五寸,径五寸,长二尺六寸,横屈受水谷三斗五升。其中常留谷二斗,水一斗五升。小肠大二寸半,径八分分之少半,长三丈二尺,受谷二斗四升,水六升三合,合之大半②。回肠大四寸,径一寸半,长二丈一尺,受谷一斗,水七升半。广肠大八寸,径二寸半,长二尺八寸,受谷九升三合八分合之一。故肠胃凡长五丈八尺四寸,合受水谷八斗七升六合八分,合之一。此肠胃长短,受水谷之数也。

回肠,即大肠、广肠、肛门之总称也。

肝重二斤四两,左三叶,右四叶,凡七叶,主藏魂。心重十二两,中有七孔三毛,盛精汁三合,主藏神。脾重二斤三两,扁广三寸,长五寸,有散膏半斤,主裹血,温五脏,主藏意。肺重二斤三两,六叶两耳,凡八叶,主藏魄。肾有两枚,重一斤一两,主藏志。胆在肝之短叶间,重三两三铢,盛精汁三合。胃重二斤一两,纡曲屈伸,长二尺六寸,大

---

① 理:原脱,据周氏医学丛书本补。
② 大半:原为"太牛",据周氏医学丛书本改。

一尺五寸，径五寸，盛谷二斗，水一斗五升。小肠重二斤十四两，长三丈二尺，广二寸半，径八分分之少半，左回叠积十六曲，盛谷二斗四升，水六升三合，合之大半。大肠重二斤十二两，长二丈一尺，广四寸，径一寸，当脐右同十六曲，盛谷一斗，水七升半。膀胱重九两二铢，纵广九寸，盛溺九升九合。口广二寸半。唇至齿长九分。齿以后至会厌深三寸半，大容五合。舌重十两，长七寸，广二寸半。咽门重十二两，广二寸半，至胃长一尺六寸。喉咙重十二两，广二寸，长一尺二寸，九节。肛门重十二两，大八寸，径二寸大半，长二尺八寸，受谷九升三合八分，合之一①。

此篇之义，《灵枢·肠胃》第三十一篇、《灵枢·平人绝谷》第三十二篇皆有之。越人并为一篇，而后段增入五脏轻重，所盛所藏，虽觉前后重复，不害其为丁宁也。但其间受盛之数，各不相同，然非大义之所关，姑阙之，以俟知者。

四十三难曰：人不食饮，七日而死者，何也？然，人胃中当有留谷二斗，水一斗五升，故平人日再至圊，一行二升半，日中五升，七日五七三斗五升，而水谷尽矣。故平人不食饮七日而死者，水谷津液俱尽，即死矣。

此篇与《灵枢·决气》第三十篇文大同小异。平人胃满则肠虚，肠满则胃虚，更虚更满，故气得上下，五脏安定，血脉和则精神乃居，故神者水谷之精气也。平人不食饮七日而死者，水谷津液皆尽也。故曰水去则荣散，谷消则卫亡，荣散卫亡，神无所依，此之谓也。

四十四难曰：七冲门何在？然，唇为飞门，齿为户门，会厌为吸门，胃为贲门，太仓下口为幽门，大肠、小肠会为阑门，下极为魄门，故曰七冲门也。

冲，冲要之冲。会厌，谓咽嗌会合也。厌，犹掩也，谓当咽物时，合掩喉咙，不使食物误入，以阻其气之虚吸出入也。贲，与奔同，言物之所奔响也。太仓下口，胃之下口也，在脐上二寸，下脘之分。大肠小肠会在脐上一寸水分穴。

---

① 一：原无，据周氏医学丛书本补。

下极,肛门也,云魄门,亦取幽阴之义。

四十五难曰:经言八会者,何也? 然,腑会太仓^①,脏会季胁^②,筋会阳陵泉,髓会绝骨^③,血会膈俞,骨会大杼,脉会太渊,气会三焦外,一筋直两乳内也^④。热病在内者,取其会之气穴也。

太仓,一名中脘,在脐上四寸,六腑取禀于胃,故为府会。季胁,章门穴也,在大横外,直脐季胁端,为脾之募,五脏取禀于脾,故为藏会。足少阳之筋结于膝外廉阳陵泉也,在膝下一寸外廉陷中,又胆与肝为配,肝者筋之合,故为筋会。绝骨,一名阳辅,在足外踝上四寸,辅骨前,绝骨端,如前三分,诸髓皆属于骨,故为髓会。膈俞,在背第七椎去脊两旁各一寸半,足太阳脉气所发也,太阳多血,又血乃水之象,故为血会。大杼,在项后第一椎下,去脊两旁各一寸半。太渊,在掌后陷中动脉,即所谓寸口者,脉之大会也。气会三焦外,一筋直两乳内,即膻中,为气海者也,在玉堂下一寸六分。热病在内者,各视其所属而取之会也。谢氏曰:三焦当作上焦。四明陈氏曰:髓会绝骨,髓属于肾,肾主骨,于足少阳无所关。脑为髓海,脑有枕骨穴,则当会枕骨,绝骨误也。血会膈俞,血者心所统,肝所藏,膈俞在七椎下两旁,上则心俞,下则肝俞,故为血会。骨会大杼,骨者髓所养,髓自脑下注于大杼,大杼渗入脊心,下贯尾骶,渗诸骨节,故骨之气皆会于此,亦通。古益袁氏曰:人能健步,以髓会绝骨也。肩能任重,以骨会大杼也。

四十六难曰:老人卧而不寐,少壮寐而不寤者,何也? 然,经言少壮者,血气盛,肌肉滑,气道通,荣卫之行不失于常,故昼日精,夜不寤也。老人血气衰,肌肉不滑,荣卫之道涩,故昼日不能精,夜不得寐也。故知老人不得寐也。

老人之寤而不寐,少壮之寐而不寤,系乎荣卫血气之有余不足也,与《灵枢》十八篇同。

---

① 太仓:中脘穴。
② 季胁:章门穴。
③ 绝骨:悬钟穴。
④ 气会三焦外,一筋直两乳内也:即气会膻中穴。

四十七难曰：人面独能耐寒者，何也？然，人头者，诸阳之会也。诸阴脉皆至颈、胸中而还，独诸阳脉皆上至头耳，故令面耐寒也。

　　《灵枢·邪气脏腑病形》第四篇曰：首面与身形也，属骨连筋，同血合于气耳。天寒则裂地凌冰，其卒寒或手足懈惰，然而其面不衣，何也？岐伯曰：十二经脉，三百六十五络，其血气皆上于面而走空窍，其精阳气上走于目而为睛，其别气走于耳而为听，其宗气上出于鼻而为臭，其浊气出于胃走唇口而为味，其气之津液皆上熏于面，而皮又厚，其肉坚，故大热甚寒不能胜之也。愚按手之三阳，从手上走至头；足之三阳，从头下走至足；手之三阴，从腹走至手；足之三阴，从足走入腹。此所以诸阴脉皆至颈胸中而还，独诸阳脉皆上至头耳也。

　　四十八难曰：人有三虚三实，何谓也？然，有脉之虚实，有病之虚实，有诊之虚实也。脉之虚实者，濡者为虚，紧牢者为实。病之虚实者，出者为虚，入者为实；言者为虚，不言者为实；缓者为虚，急者为实。诊之虚实者，濡者为虚，牢者为实；痒者为虚，痛者为实；外痛内快，为外实内虚；内痛外快，为内实外虚。故曰虚实也。

　　濡者为虚，紧牢者为实，此脉之虚实也。出者为虚，是五脏自病，由内而之外，东垣家所谓内伤是也。入者为实，是五邪所伤，由外而之内，东垣家所谓外伤是也。言者为虚，以五脏自病，不由外邪，故惺惺而不妨于言也。不言者为实，以人之邪气内郁，故昏乱而不言也。缓者为虚，缓，不急也，言内之出者，徐徐而迟，非一朝一夕之病也。急者为实，言外邪所中，风寒温热等病，死生在五六日之间也，此病之虚实也。诊，按也，候也。按其外而知之，非诊脉之诊也。濡者为虚，牢者为实，《脉经》无此二句，谢氏以为衍文。杨氏谓按之皮肉柔濡者为虚，牢强者为实。然则有亦无害。夫按病者之处所，知痛者为实，则知不痛而痒者非实矣。又知外痛内快，为邪盛之在外；内痛外快，为邪盛之在内矣。大抵邪气盛则实，精气夺则虚，此诊之虚实也。

　　四十九难曰：有正经自病，有五邪所伤，何以别之？然，忧愁思虑则伤心，形寒饮冷则伤肺，恚怒气逆上而不下则伤肝，饮食劳[1]倦则伤

---

[1]　劳：原为"荣"，据文义改。

脾,久坐湿地,强力入水则伤肾,是正经之自病也。

心主思虑,君主之官也,故忧愁思虑则伤心。肺主皮毛而在上,是为嫩脏,故形寒饮冷则伤肺。肝主怒,怒则伤肝。脾主饮食及四肢,故饮食劳倦则伤脾。肾主骨而属水,故用力作强,坐湿入水则伤肾。凡此,盖忧思恚怒,饮食动作之过而致然也。夫忧思恚怒,饮食动作,人之所不能无者,发而中节,乌能为害?过则伤人必矣。故善养生者,去泰去甚,适其中而已。昧者拘焉,乃欲一切拒绝之,岂理也哉!

此与《灵枢》第四篇文大同小异,但伤脾一节,作若醉入房,汗出当风则伤脾不同尔。谢氏曰:饮食劳倦,自是二事。饮食得者,饥饱失时;劳倦者,劳形力而致倦怠也。此本经自病者,病由内作,非外邪之干,所谓内伤者也。或曰坐湿入水,亦从外得之也,何谓正经自病?曰:此非天之六淫也。

何谓五邪?然,有中风,有伤暑,有饮食劳倦,有伤寒,有中湿,此之谓五邪。

风,木也,喜伤肝。暑,火也,喜伤心。土爱稼穑,脾主四肢,故饮食劳倦喜伤脾。寒,金气也,喜伤肺。《左氏传》狐突云金寒是也。湿,水也,喜伤肾,雾雨蒸气之类也。此五者,邪由外至,所谓外伤者也。谢氏曰:脾胃正经之病,得之劳倦;五邪之伤,得之饮食。

假令心病,何以知中风得之?然,其色当赤。何以言之?肝主色,自入为青,入心为赤,入脾为黄,入肺为白,入肾为黑。肝为心邪,故知当赤色,其病身热,胁下满痛,其脉浮大而弦。

此以心经一部,设假令而发其例也。肝主色,肝为心邪,故色赤。身热,脉浮大,心也;胁痛脉弦,肝也。

何以知伤暑得之?然,当恶臭。何以言之?心主臭,自入为焦臭,入脾为香臭,入肝为臊臭,入肾为腐臭,入肺为腥臭。故知心病伤暑得之当恶臭。其病身热而烦,心痛,其脉浮大而散。

心主臭,心伤暑而自病,故恶臭。而证状脉诊,皆属乎心也。

何以知饮食劳倦得之?然,当喜苦味也。虚为不欲食,实为欲食。何以言之?脾主味,入肝为酸,入心为苦,入肺为辛,入肾为咸,自入为甘。故知脾邪入心，为喜苦味也。其病身热，而体重嗜卧，四肢不收，其脉浮大而缓。

脾主味，脾为心邪，故喜苦味。身热脉浮大，心也。体重嗜卧，四肢不收，脉缓，脾也。"虚为不欲食，实为欲食"二句，于上下文无所发，疑错简衍文也。

何以知伤寒得之？然，当谵言妄语。何以言之？肺主声，入肝为呼，入心为言，入脾为歌，入肾为呻，自入为哭。故知肺邪入心，为谵言妄语也。其病身热，洒洒恶寒，甚则喘咳，其脉浮大而涩。

肺主声，肺为心邪，故谵言妄语。身热，脉浮大，心也；恶寒喘咳，脉涩，肺也。

何以知中湿得之？然，当喜汗出不可止。何以言之？肾主湿，入肝为泣，入心为汗，入脾为涎，入肺为涕，自入为唾。故知肾邪入心，为汗出不可止也。其病身热而小腹痛，足胫寒而逆，其脉沉濡而大。此五邪之法也。

肾主湿，湿化五液，肾为心邪，故汗出不可止。身热脉大，心也；小腹痛，足胫寒，脉沉濡，肾也。

凡阴阳腑脏经络之气，虚实相等，正也。偏虚偏实，失其正也。失其正，则为邪矣。此篇越人盖言阴阳脏腑经络之偏虚偏实者也。由偏实也，故内邪得而生；由偏虚也，故外邪得而入。

五十难曰：病有虚邪，有实邪，有贼邪，有微邪，有正邪，何以别之？然，从后来者为虚邪，从前来者为实邪，从所不胜来者为贼邪，从所胜来者为微邪，自病者为正邪有图。

五行之道，生我者体，其气虚也，居吾之后而来为邪，故曰虚邪。我生者相，气方实也，居吾之前而来为邪，故曰实邪。正邪则本经自病者也。

何以言之？假令心病，中风得之为虚邪，伤暑得之为正邪，饮食劳倦得之为实邪，伤寒得之为微邪，中湿得之为贼邪。

假心为例，以发明上文之义。中风为虚邪，从后而来，火前水后也。伤暑为正邪，火自病也。饮食劳倦为实邪，从前而来，土前火后也。伤寒为微邪，从所胜来，火胜金也。中湿为贼邪，从所不胜而来，水克火也。与上篇互相发，宜通考之。

五十一难曰：病有欲得温者，有欲得寒者，有欲得见人者，有不欲得见人者，而各不同，病在何脏腑也？然，病欲得寒，而欲见人者，病在腑也；病欲得温，而不欲见人者，病在脏也。何以言之？腑者阳也，阳病欲得寒，又欲见人；脏者阴也，阴病欲得温，又欲闭户独处，恶闻人声。故以别知脏腑之病也。

纪氏曰：腑为阳，阳病则热有余而寒不足，故饮食衣服居处，皆欲就寒也。阳主动而应乎外，故欲得见人。脏为阴，阴病则寒有余而热不足，故饮食衣服居处，皆欲就温也。阴主静而应乎内，故欲闭户独处而恶闻人声也。

五十二难曰：腑脏发病，根本等不？然，不等也。其不等，奈①何？然，脏病者，止②而不移，其病不离其处；腑病者，仿佛贲响，上下行流，居处无常。故以此知脏腑根本不同也。

丁氏曰：脏为阴，阴主静，故止而不移。腑为阳，阳主动，故上下流行，居处无常也。与五十五难文义互相发。

五十三难曰：经言七传者死，间脏者生，何谓也？然，七传者，传其所胜也。间脏者，传其子也。何以言之？假令心病传肺，肺传肝，肝传脾，脾传肾，肾传心，一脏不再伤，故言七传者死也有图。

纪氏曰：心火传肺金，肺金传肝木，肝木传脾土，脾土传肾水，肾水传心火。心火受水之传一也，肺金复受火之传再也。自心而始，以次相传，至肺之再，是七传也。故七传死者，一脏不受再伤也。

假令心病传脾，脾传肺，肺传肾，肾传肝，肝传心，是子母相传，竟而复始，如环无端，故曰生也。

吕氏曰：间脏者，间其所胜之脏而相传也。心胜肺，脾间之；脾胜肾，肺间之；肺胜肝，肾间之；肾胜心，肝间之；肝胜脾，心间之。此谓传其所生也。

按《素问·标本病传论》第六十五篇曰：谨察间甚，以意调之。间者并

---

① 其不等，奈：原无，据周氏医学丛书本补。
② 止：原为"上"，据周氏医学丛书本改。

行,甚者独行。盖并者并也,相并而传,传其所间,如吕氏之说是也。独者特也,特传其所胜,如纪氏之说是也。越人之义盖本诸此。详见本篇,及《灵枢·病传》第四十二篇,但二经之义,则以五脏与胃、膀胱七者相传发其例,而其篇题皆以病传为名。今越人则以七传、间脏之目推明二经,假心为例,以见病之相传。若传所胜,至一脏再伤则死。若间其所胜,是子母相传,则生也,尤简而明。

五十四难曰:脏病难治,腑病易治,何谓也? 然,脏病所以难治者,传其所胜也。腑病易治者,传其子也。与七传、间脏同法也。

四明陈氏曰:五脏者,七神内守,则邪之微者不易传。若大气之人,则神亦失守而病深,故病难治,亦或至于死矣。六腑为转输传化者,其气常通,况胆又清净之处,虽邪入之,终难深留,故腑病易治也。愚按:以越人之意推之,则藏病难治者,以传其所胜也;腑病易治者,以传其所生也。虽然,此特各举其一偏而言尔。若脏病传其所生,亦易治;腑病传其所胜,亦难治也。故庞安常云:世之医书,唯扁鹊之言为深,所谓《难经》者也。越人寓术于其书,而言之有不详者,使后人自求之欤。今以此篇详之,庞氏可谓得越人之心者矣。

五十五难曰:病有积有聚,何以别之? 然,积者阴气也,聚者阳气也。故阴沉而伏,阳浮而动。气之所积名曰积,气之所聚名曰聚。故积者五脏所生,聚者六腑所成也。积者阴气也,其始发有常处,其痛不离其部,上下有所终始,左右有所穷处。聚者阳气也,其始发无根本,上下无所留止,其痛无常处,谓之聚。故以是别知积聚也。

积者五脏所生,五脏属阴,阴主静,故其病沉伏而不离其处。聚者六腑所成,六腑属阳,阳主动,故其病浮动而无所留止也。杨氏曰:积,蓄也,言血脉不行,蓄积而成病也。周仲立曰:阴沉而伏,初亦未觉,渐以滋长,日积月累是也。聚者病之所在,与血气偶然邂逅,故无常处也。与五十二难意同。

五十六难曰:五脏之积,各有名乎? 以何月何日得之? 然,肝之积名曰肥气,在左胁下,如覆杯,有头足,久不愈,令人发咳逆、疟疾,连岁不已①,以季夏戊己②日得之。何以言之?肺病传于肝,肝当传脾,脾季夏适王,王者不受邪,肝复欲还肺,肺不肯受,故留结为积,故知肥气以季夏戊己③日得之。

　　肥之言盛也。有头足者,有大小本末也。咳④逆者,足厥阴之别,贯膈,上注肺,肝病,故胸中咳而逆也。二日一发为痎疟,《内经》五脏皆有疟,此在肝,为风疟也,抑以疟为寒热?病多属少阳,肝与之为表里,故云左胁,肝之部也。

　　心之积名曰伏梁,起脐上,大如臂,上至心下,久不愈,令人病烦心,以秋庚辛日得之。何以言之?肾病传心,心当传肺,肺以秋适王,王者不受邪,心欲复还肾,肾不肯受,故留结为积,故知伏梁以秋庚辛日得之。

　　伏梁,伏而不动,如梁木然。

　　脾之积名曰痞气,在胃脘,覆大如盘,久不愈,令人四肢不收,发黄疸,饮食不为肌肤,以冬壬癸日得之。何以言之?肝病传脾,脾当传肾,肾以冬适王,王者不受邪,脾复欲还肝,肝不肯受,故留结为积,故知痞气以冬壬癸日得之。

　　痞气,痞塞而不通也。疸病,发黄也。湿热为疸。

　　肺之积名曰息贲,在右胁下,覆大如杯,久不已,令人洒淅寒热,喘咳,发肺壅,以春甲乙日得之。何以言之?心病传肺,肺当传肝,肝以春适王,王者不受邪,肺得欲还心,心不肯受,故留结为积,故以息贲以春甲乙日得之。

　　息贲,或息或贲也。右胁,肺之部。肺主皮毛,故洒淅寒热。或谓藏病止而不移,今肺积或息或贲,何也?然,或息或贲,非居处无常,如府病也,特以肺主气,故其病有时而动息尔。肾亦主气,故贲豚亦然。

　　肾之积名曰贲豚,发于少腹,上至心下,若豚状,或上或下无时,

---

① 己:原为"巳",据文义改。
② 己:原为"巳",据文义改。
③ 己:原为"巳",据文义改。
④ 咳:原为"刻",据文义改。

久不已，令人喘逆，骨痿，少气，以夏丙丁日得之。何以言之？脾病传肾，肾当传心，心以夏适王，王者不受邪，肾复欲还脾，脾不肯受，故留结为积，故知贲豚以夏丙丁日得之。此五积之要法也。

贲豚，言若豚之贲突，不常定也。豚性躁，故以名之。令人喘逆者，足少阴之支，从肺出络心，注胸中故也。

此难但言藏病而不言府病者，纪氏谓以其发无常处也。杨氏谓六腑亦相传，行如五脏之传也。

或问：天下之物理，有感有传。感者情也，传者气也。有情斯有感，有气斯有传。今夫五脏之积，特以气之所胜，传所不胜云尔。至于王者不受邪，是固然也。若不胜者，反欲还所胜，所胜不纳，而留结为积，则是有情而为感矣。且五脏在人身中，各为一物，犹耳司听，目司视，各有所职，而不能思。非若人之感物，则心为之主，而乘气机者也。然则五脏果各能有情而感乎？曰：越人之意，盖以五行之道，推其理势之所有者，演而成文耳。初不必论其情感，亦不必论其还不还，与其必然否也。读者但以所胜传不胜，及王者不受邪，遂留结为积观之，则不以辞害志，而思过半矣。

或又问：子言情感气传，先儒之言则曰形交气感，是又气能感矣，于吾子之言何如？曰：先儒之说，虽曰气感，由形交也。形指人身而言，所以感之主也。

五十七难曰：泄凡有几，皆有名不？然，泄凡有五，其名不同，有胃泄，有脾泄，有大肠泄，有小肠泄，有大瘕泄，名曰后重。

此五泄之目，下文详之。

胃泄者，饮食不化，色黄。

胃受病，故食不化。胃属土，故色黄。

脾泄者，腹胀满，泄注，食即呕吐逆。

有声无物为呕，有声有物为吐。脾受病，故腹胀泄注，食即呕吐而上逆也。

大肠泄者，食已窘迫，大便色白，肠鸣切痛。

食方已即窘迫，欲利也。白者，金之色。谢氏曰：此肠寒之证也。

小肠泄者，溲而便脓血，少腹痛。

溲，小利也。便，指大便而言。溲而便脓血，谓小便不闷，大便不里急后重也。

大瘕泄者，里急后重，数至圊而不能便。茎中痛，此五泄之要法也。

瘕，结也，谓因有凝结而成者。里急谓腹内急迫。后重，谓肛门下坠。惟其里急后重，故数至圊而不能便。茎中痛者，小便亦不利也。

谢氏谓小肠、大瘕二泄，今所谓痢疾也，《内经》曰肠澼。故下利赤白者，灸小肠俞是也。穴在第十六椎下两旁各一寸五分，累验。

四明陈氏曰：胃泄，即飧泄也。脾泄，即濡泄也。大肠泄，即洞泄也。小肠泄，谓凡泄则小便先下而便血，即血泄也。大瘕泄，即肠澼也。

五十八难曰：伤寒有几？其脉有变否？然，伤寒有五，有中风，有伤寒，有湿温，有热病，有温病，其所苦各不同。

变当作辨，谓分别其脉也。

纪氏曰：汗出恶风者，谓之伤风。无汗恶寒者，谓之伤寒。一身尽疼，不可转侧①者，谓之湿温。冬伤于寒，至夏而发者，谓之热病。非其时而有其气，一岁之中，病多相似者，谓之温病。

中风之脉，阳浮而滑，阴濡而弱。湿温之脉，阳浮而弱，阴小而急。伤寒之脉，阴阳俱盛而紧涩。热病之脉，阴阳俱浮，浮之而滑，沉之散涩。温病之脉，行在诸经，不知何经之动也，各随其经所在而取之。

上文言伤寒之目，此言其脉之辨也。"阴"、"阳"字，皆指尺寸而言。杨氏曰：温病乃是疫疠之气，非冬感于寒，至春变为温病者。散行诸经，故不可预知，临病人而诊之，知在何经之动，乃随而治之。

谢氏曰：仲景"伤寒例"云：冬时严寒，万类收藏，君子周密，则不伤于寒。触冒者乃名伤寒耳。其伤于四时之气，皆能为病。以伤寒为毒者，以其最成杀厉之气也。中而即病者，名曰伤寒。不即病者，寒毒藏于肌肤，至春变为温病，

---

① 侧：原为"测"，据文义改。

至夏变为暑病。暑病者，热极而重于温也。又曰阳脉浮滑，阴脉濡弱，更遇于风，变为风温。今按仲景例，风温与《难经》中风脉同，而无湿温之说。又曰：《难经》言温病，即仲景伤寒例中所言温疟、风温、温毒、温疫四温病也。越人言其概而未详，仲景则发其秘而条其脉，可谓详矣。庞安常《伤寒总论》云：《难经》载五种伤寒，言温病之脉行在诸经，不知何经之动，随其经所在而取之。据《难经》，温病又是四种伤寒感异气而变成者也。所以王叔和云：阳脉浮滑，阴脉濡弱，更遇于风，变成风温。阳脉洪数，阴脉实大，更遇湿热，变为温毒。温毒为病，最重也。阳脉濡弱，阴脉弦紧，更遇湿气，变为湿温。脉阴阳俱盛，重感于寒，变为温疟。斯乃同病异名，同脉异经者也。所谓随其经所在而取之者，此也。庞氏此说，虽不与《难经》同，然亦自一义例。但"伤寒例"言温疫而无湿温，叔和言湿温而无温疫，此亦异耳。

伤寒有汗出而愈，下之而死者；有汗出而死，下之而愈者。何也？然，阳虚阴盛，汗出而愈，下之即死；阳盛阴虚，汗出而死，下之而愈。

受病为虚，不受病者为盛。唯其虚也，是以邪凑之；唯其盛也，是以邪不入。即《外台》所谓表病里和、里病表和之谓，指伤寒传变者而言之也。表病里和，汗之可也，而反下之，表邪不除，里气复夺矣；里病表和，下之可也，而反汗之，里邪不退，表气复夺矣，故云死。所以然者，汗能亡阳，下能损阴也。此"阴"、"阳"字，指表里言之。经曰：诛伐无过，命曰大惑。此之谓软？

寒热之病，候之如何也？然，皮寒热者，皮不可近席，毛发焦，鼻槁，不得汗。肌寒热者，皮肤痛，唇舌槁，无汗。骨寒热者，病无所安，汗注不休，齿本槁痛。

《灵枢·寒热病》第二十一篇曰："皮寒热者，不可附席，毛发焦，鼻槁腊，不得汗。取三阳之络，以补手太阴。肌寒热者，肌痛，毛发焦而唇槁腊，不得汗。取三阳于下，以去其血者，补足太阴，以出其汗。骨寒热者，病无所安谓一身百脉无有是处也，汗注不休。齿未槁，取其少阴于股之络；齿已槁，死不治。"愚按：此盖内伤之病，因以类附之。东垣《内外伤辨》，其兆于此乎？

五十九难曰：狂癫之病，何以别之？然，狂疾之始发，少卧而不饥，自高贤也，自辨智也，自倨贵也，妄笑好歌乐，妄行不休是也。癫疾始发,意不乐,僵仆直视,其脉三部阴阳俱盛是也。

狂疾发于阳,故其状皆自有余而主动;癫疾发于阴,故其状皆自不足而主静。其脉三部阴阳俱盛者,谓发于阳为狂,则阳脉俱盛;发于阴为癫,则阴脉俱盛也。按二十难中,"重阳者狂,重阴者癫,脱阳者见鬼,脱阴者目盲"四句,当属之此下。重,读如再重之重,去声。重阳重阴,于以再明上文阴阳俱盛之意。又推其极,至脱阳脱阴,则不止于重阳重阴矣。盖阴盛而极,阳之脱也,鬼为幽阴之物,故见之。阳盛而极,阴之脱也,一水不能胜五火,故目盲。四明陈氏曰:气并于阳,则为重阳;血并于阴,则为重阴。脱阳见鬼,气不守也;脱阴目盲,血不荣也。

狂癫之病,《灵枢·寒热病》第二十一篇其论详矣。越人特举其概,正庞氏所谓引而不发,使后人自求之欤。

六十难曰:头心之病,有厥痛,有真痛,何谓也? 然,手三阳之脉,受风寒,伏留而不去者,则名厥头痛。

详见《灵枢·厥病》第二十四篇也。

人连在脑者,名真头痛。

真头痛,其痛甚,脑尽痛,手足青至节,死不治。盖脑为①髓海,真气之所聚,卒不受邪,受邪则死。

其五脏气相干,名厥心痛。

《灵枢·厥病》第二十四篇载:厥心痛凡五,胃心痛,肾心痛,脾心痛,肝心痛,肺心痛,皆五脏邪气相干也。

其痛甚,但在心,病足青者,即名真心痛。其真心痛者,旦发②夕死,夕发旦死。

《灵枢·厥病》第二十四篇曰:真心痛,手足青至节,心痛甚,为真心痛。又《灵枢·邪客》第七十一篇曰:"少阴者,心脉也。心者,五脏六腑之大主也。"心为帝王,精神之所舍,其脏坚固,邪不能客,客之则伤心,心伤则神去,神去则死矣。其真心痛者,"真"字下当欠一"头"字,盖阙文也。手足青之"青",当作清,冷也。

---

① 为:原无,据文义改。
② 发:原脱,据下文及周氏医学丛书本补。

六十一难曰：经言望而知之谓之神，闻而知之谓之圣，问而知之谓之工，切脉而知之谓之巧。何谓也？然，望而知之者，望见其五色，以知其病。

《素问·五脏生成》第十篇曰："色见青如草滋者死，黄如枳实者死，黑如炲①者死，赤如衃血者死，白如枯骨者死。此五色之见死者也。青如翠羽者生，赤如鸡冠者生，黄如蟹腹者生，白如豕膏者生，黑如乌羽者生。此五色之见生也。生于心，欲如以缟裹朱；生于肺，欲如以缟裹红；生于肝，欲如以缟裹绀；生于脾，欲如以缟裹②瓜蒌实；生于肾，欲如以缟裹紫。此五脏生色之外荣也。"《灵枢·五色》第四十九篇曰："青黑为痛，黄赤为热，白为寒。"又曰："赤色出于两颧，大如拇指者，病虽小愈，必卒死。黑色出于庭，庭者颜也，大如拇指，必不病而卒。"又《灵枢·论疾诊尺》第七十四篇曰："诊血脉者，多赤多热，多青多痛，多黑为久痹，多黑、多赤、多青皆见者，为寒热身痛。面色微黄，齿垢黄，爪甲上黄，黄疸也。"又如验产妇，面赤舌青，母活子死；面青舌青，沫出，母死子活；唇口俱青，子母俱死之类也。袁氏曰：五脏之色见于面者，各有部分，以应相生相克之候，察之以知其病也。

闻而知之者，闻其五音，以别其病。

四明陈氏曰：五脏有声，而声有音。肝声呼，音应角，调而直，音声相应则无病，角乱则病在肝。心声笑，音应徵，和而长，音声相应则无病，徵乱则病在心。脾声歌，音应宫，大而和，音声相应则无病，宫乱则病在脾。肺声哭，音应商，轻而劲，音声相应则无病，商乱则病在肺。肾声呻，音应羽，沉而深，音声相应则无病，羽乱则病在肾。袁氏曰：闻五脏五声，以应五音之清浊，或互相胜负，或其音嘶哑之类，别其病也。

此一节，当于《素问·阴阳应象论》第五、《素问·金匮真言》第四诸篇言五脏声音及三十四难云云求之，则闻其声足以别其病也。

问而知之者，问其所欲五味，以知其病所起所在也。

《灵枢·五味论》第六十三篇曰："五味入于口，各有所走，各有所病。酸走

---

① 炲：烟尘。
② 裹：原脱，据上、下文义及周氏医学丛书本补。

筋,多食之,令人癃。咸走血,多食之,令人渴。辛走气,多食之,令人洞心。"辛与气俱行,故辛入心而与汗俱出。"苦走骨,多食之,令人变呕。甘走肉,多食之,令人悗心"悗,音闷。推此则知问其所欲五味,以知其病之所起所在也。袁氏曰:问其所欲五味中,偏嗜偏多食之物,则知脏气有偏胜偏绝之候也。

切脉而知之者,诊其寸口,视其虚实,以知其病,病在何脏腑也。

诊寸口,即第一难之义。视虚实,见六难并四十八难。王氏脉法赞曰:脉有三部,尺、寸及关。荣卫流行,不失衡铨。肾沉心洪,肺浮肝弦。此自常经,不失铢分。出入升降,漏刻周旋。水下二刻,脉一周身,旋复寸口,虚实见焉。此之谓也。

经言以外知之曰圣,以内知之曰神,此之谓也。

以外知之望问①,以内知之问切也。神,微妙。圣,通明也。又总结之,言圣神则工②巧在内矣。

六十二难曰:脏井荣有五,腑独有六者,何谓也? 然,腑者阳也,三焦行于诸阳,故置一腧名曰原。腑有六者,亦与三焦共一气也。

脏之井荣有五,谓井、荣、输、经、合也。腑之井荣有六,以三焦行于诸阳,故又置一腧而名曰原。所以腑有六者,与三焦共一气也。虞氏曰:此篇疑有缺误,当与六十六难参考。

六十三难曰:《十变》言五脏六腑荣合,皆以井为始者,何也?然,井者,东方春也,万物之始生,诸蚑行喘息,蜎飞蠕动,当生之物,莫不以春生,故岁数始于春,日数始于甲,故以井为始也。

十二经所出之穴,皆谓之井,而以为荣输之始者,以井主东方木。木主③春也,万物发生之始。诸蚑者行,喘者息。息谓嘘吸气也。公孙洪传作蚑行喙息,义尤明白。蜎者飞,蠕者动,皆虫豸之属。凡当生之物,皆以春而生。是以岁之数则始于春,日之数则始于甲,人之荣合则始于井也。冯氏曰:井,谷井之井,泉源之所出也。四明陈氏曰:经穴之气所生,则自井始。而溜荣注输,过

---

① 问:疑为"闻"。
② 工:原为"功",据周氏医学丛书本改。
③ 主:原为"非",据周氏医学丛书本改。

经入合,故以万物及岁数日数之始为譬也。

六十四难曰:《十变》又言阴井木,阳井金;阴荣火,阳荣水;阴输土,阳输木;阴经金,阳经火;阴合水,阳合土有图。

十二经起于井穴,阴井为木,故阴井木生阴荣火。阴荣火生阴输土,阴输土生阴经金,阴经金生阴合水。阳井为金,故阳井金生阳荣水,阳荣水生阳输木,阳输木生阳经火,阳经火生阳合土。

阴阳皆不同,其意何也? 然,是刚柔之事也。阴井乙木,阳井庚金。阳井庚,庚者乙之刚也;阴井乙,乙者庚之柔也。乙为木,故言阴井木也;庚为金,故言阳井金也。余皆仿此。

刚柔者,即乙庚之相配也。十干所以自乙庚而言者,盖诸脏腑穴皆始于井,而阴脉之井始于乙木,阳脉之井始于庚金,故自乙庚而言刚柔之配。而其余五行之配,皆仿此也。丁氏曰:刚柔者谓阴井木,阳井金,庚金为刚,乙水为柔。阴荣火,阳荣水,壬水为刚,丁火为柔。阴输土,阳输木,甲木为刚,己土为柔。阴经金,阳经火,丙火为刚,辛金为柔。阴合水,阳合土,戊土为刚,癸水为柔。盖五行之道,相生者母子之义,相克相制者夫妇之类,故夫道皆刚,妇道皆柔,自然之理也。《易》曰:分阴分阳,迭用柔刚。其是之谓欤。

六十五难曰:经言所出为井,所入为合,其法奈何? 然,所出为井,井者东方春也,万物之始生,故言所出为井也。所入为合,合者北方冬也,阳气入藏,故言所入为合也。

此以经穴流注之始终言也。

六十六难曰:经言肺之原出于太渊,心之原出于大陵,肝之原出于太冲,脾之原出于太白,肾之原出于太溪,少阴之原出于兑骨神门穴也,胆之原出于丘墟,胃之原出于冲阳,三焦之原出于阳池,膀胱之原出于京骨,大肠之原出于合谷,小肠之原出于腕骨。

肺之原太渊,至肾之原太溪,见《灵枢·九针十二原》第一篇。其《灵枢·本输》第二篇曰:肺之输太渊,心之输大陵,肝之输太冲,脾之输太白,肾之输太溪。膀胱之输束骨,过于京骨为原。胆之输临泣,过于丘墟为原。胃之输陷谷,过于冲阳为原。三焦之输中渚,过于阳地为原。小肠之输后溪,过于腕骨为原。大肠之输三间，过于合谷为原。盖五脏阴经止以输为原。六腑阳经，既有输，仍别有原。或曰：《灵枢·本输》第二篇以大陵为心之原，《难经》亦然，而又别以兑骨为少阴之原。诸家针灸书，并以大陵为手厥阴心主之输，以神门在掌后兑骨之端者，为心经所注之输。似此不同者，何也？按《灵枢·邪客》第七十一篇曰："少阴无输，心不病乎？岐伯曰：其外经病而脏不病，故独取其经于掌后，兑骨之端也。其余脉出入曲折，其行之疾徐，皆如手少阴、心主之脉行也。"又《灵枢·本输》第二篇曰：心出于中冲，溜于劳宫，注于大陵，行于间使，入于曲泽，手少阴也。按：中冲以下，并手心主经输，《灵枢》直指为手少阴，而手少阴经输不别载也。又《素问·缪刺篇》第六十三篇曰："刺手心主，少阴兑骨之端，各一痏，立已。"又《素问·气穴论》第五十八篇曰："脏输五十穴。"王氏注：五脏输，惟有心包经井输之穴，而亦无心经井输穴。又七十九难曰：假令心病，泻手心主输，补手心主井。详此前后各经文义，则知手少阴与心主同治也。

十二经皆以输为原者，何也？然，五脏输者，三焦之所行，气之所留止也。三焦所行之输为原者，何也？然，脐下肾间动气者，人之生命也，十二经之根本也，故名曰原。三焦者，原气之别使①也，主通行三气，经历于五脏六腑。原者，三焦之尊号也，故所止辄为原。五脏六腑之有病者，皆取其原也。

十二经皆以输为原者，以十二经之输，皆系三焦所行，气所留止之处也。三焦所行之输为原者，以脐下肾间动气，乃人之生命，十二经之根本。三焦则为原气之别使，主通行上中下之三气，经历于五脏六腑也。通行三气，即纪氏所谓下焦禀真元之气，即原气也。上达至于中焦；中焦受水谷精悍之气，化为荣卫，荣卫之气，与真元之气，通行达于上焦也。所以原为三焦之尊号。而所止辄为原，犹警跸所至，称行在所也。五脏六腑之有病者，皆于是而取之，宜哉！

六十七难曰：五脏募皆在阴，而俞在阳者，何谓也？然，阴病行阳，阳病行阴，故令募在阴，俞在阳。

募与俞，五脏孔②穴之总名也。在腹为阴，则谓之募；在背为阳，则谓之

---

① 使：原为"死"，据周氏医学丛书本改。
② 孔：原为"空"，据文义改，即为孔穴。

俞。募，犹募结之募，言经气之聚于此也。俞，《史记·扁鹊传》作输，犹委输之输，言经气由此而输于彼也。五脏募在腹，肺之募中府，二穴，在胸部云门下一寸，乳上二肋间，动脉陷中。心之募巨阙，一穴，在鸠尾下一寸。脾之募章门，二穴，在季胁下直脐。肝之募期门，二穴，在不容两旁各一寸五分。肾之募京门，二穴，在腰中季胁本。五脏俞在背，行足太阳之经。肺俞在第三椎下，心俞在五椎下，肝俞在九椎下，脾俞在十一椎下，肾俞在十四椎下，皆挟脊两旁各一寸五分。阴病行阳，阳病行阴者，阴阳经络，气相交贯，脏腑腹背，气相通应[①]，所以阴病有时而行阳，阳病有时而行阴也。《素问·阴阳应象大论》第五篇曰：从阳引阴，从阴引阳。

六十八难曰：五脏六腑皆有井、荥、俞、经、合，皆何所主？然，经言所出为井，所流为荥，所注为俞，所行为经，所入为合。井主心下满，荥主身热，俞主体重节痛，经主喘咳寒热，合主逆气而泄。此五脏六腑井、荥、俞、经、合所主病也。

主，主治也。井，谷井之井，水源之所出也。荥，绝小水也，井之源本微，故所流尚小而为荥。俞，输也，注也，自荥而注，乃为输也。由输而经过于此，乃谓之经。由经而入于所合，谓之合，合者会也。《灵枢九针十二原》第一篇曰：五脏五输，五五二十五输；六腑六输，六六三十六输。此输字，空穴之总名。凡诸空穴，皆可以言输。经脉十二，络脉十五，凡二十七气所行，皆井、荥、输、经、合之所系，而所主病各不同。井主心下满，肝木病也。足厥阴之支，从肝别贯膈，上注肺，故井主心下满。荥主身热，心火病也。输主体重节痛，脾土病也。经主喘咳寒热，肺金病也。合主逆气而泄，肾水病也。谢氏曰：此举五脏之病各一端为例，余病可以类推而互取也。不言六腑者，举脏足以该之。

六十九难曰：经言虚者补之，实者泻之，不虚不实，以经取之。何谓也？然，虚者补其母，实者泻其子。当先补之，然后泻之。不虚不实，以经取之者，是正经自生病，不中他邪也，当自取其经，故言以

---

① 脏腑腹背，气相通应：胸腹、腰背，在胸气街、腹气街中，气街为经气运行的公共通道，具有较强的调节气血运行的功能，躯干前后之气血相互贯通，脏腑病取胸腹腰背部的腧穴，其中以"俞募配穴"为首选，对临床选穴有较大的指导意义。

经取之。

《灵枢·经脉》第十篇载：十二经皆有盛则泻之,虚则补之,不盛不虚,以经取之。虚者补其母,实者泻其子,子能令母实,母能令子虚也。假令肝病虚,即补厥阴之合曲泉是也;实则泻厥阴之荥行间是也。先补后泻,即后篇阳气不足,阴气有余,当先补其阳而后泻其阴之意。然于此义不属,非缺误即羡文也;不实不虚,以经取之者,即四十九难"忧愁思虑则伤心,形寒饮冷则伤肺"云云者,盖正经之自病者也。杨氏曰:不实不虚,是诸脏不相乘也,故云①自取其经。

七十难曰:春夏刺浅,秋冬刺深者,何谓也? 然,春夏者阳气在上,人气亦在上,故当浅取之;秋冬者阳气在下,人气亦在下,故当深取之。

春夏之时,阳气浮而上,人之气亦然,故刺之当浅,欲其无太过也;秋冬之时,阳气沉而下,人气亦然,故刺之当深,欲其无不及也。经曰:必先岁气,无伐天和。此之谓也。四明陈氏曰:春气在毛,夏气在皮,秋气在分肉,冬气在骨髓,是浅深之应也。

春夏各致一阴,秋冬各致一阳者,何谓也? 然,春夏温必致一阴者,初下针,沉之至肾肝之部,得气,引持之阴也;秋冬寒必致一阳者,初内针,浅而浮之至心肺之部,得气,推内之阳也。是谓"春夏必致一阴,秋冬必致一阳。"

致,取也。春夏气温,必致一阴者,春夏养阳之义也。初下针,即沉之,至肾肝之部,俟其得气,乃引针而提之,以至于心肺之分,所谓致一阴也。秋冬气寒,必致一阳者,秋冬养阴之义也。初内针,浅而浮之,当心肺之部,俟其得气,推针而内之,以达于肾肝之分,所谓致一阳也。

此篇致阴致阳之说,越人特推其理,有如是者尔。凡用针补泻,自有所宜,初不必以是相拘也。

七十一难曰:经言"刺荣无伤卫,刺卫无伤荣",何谓也? 然,针

---

① 云:原为"去",据周氏医学丛书本改。

《难经本义》

阳者,卧针而刺之;刺阴者,先以左手摄按所针荣俞之处,气散乃内针。是谓"刺荣无伤卫,刺卫无伤荣"也。

荣为阴,卫为阳。荣行脉中,卫行脉外,各有所浅深也。用针之道亦然。针阳必卧针而刺之者,以阳气轻浮,过之恐伤于荣也。刺阴者,先以左手按所刺之穴,良久,令气散乃内针,不然则伤卫气也。无,毋通,禁止辞。

七十二难曰:经言能知迎随之气,可令调之。调气之方,必在阴阳。何谓也? 然,所谓迎随者,知荣卫之流行,经脉之往来也,随其迎顺而取之,故曰迎随。

迎随之法,补泻之道也。迎者迎而夺之,随者随而济之,然必知荣卫之流行,经脉之往来。荣卫流行,经脉往来,其义一也。知之而后可以视夫病之逆顺,随其所当而为补泻也。

四明陈氏曰:逆者,逆其气之方来而未盛也,以泻之;随者,随其气之方往而未虚也,以补之,愚按:迎随有二,有虚实迎随,有子母迎随。陈氏之说,虚实迎随也,若七十九难所载子母迎随也。

调气之方,必在阴阳者,知其内外表里,随其阴阳而调之,故曰调气之方,必在阴阳。

在,察也。内为阴,外为阳。表为阳,里为阴。察其病之在阴在阳而调之也。杨氏曰:调气之方,必在阴阳者,阴虚阳实,则补阴泻阳;阳虚阴实,则补阳泻阴。或阳并于阴,阴并于阳,或阴阳俱虚俱实,皆随其所见而调之。谢氏曰:男外女内,表阳里阴。调阴阳之气者,如从阳引阴,从阴引阳,阳病治阴,阴病治阳之类。

七十三难曰:诸井者,肌肉浅薄,气少不足使也,刺之奈何? 然,诸井者木也,荣者火也,火者木之子,当刺井者,以荣泻之,故经言"补者不可以为泻,泻者不可以为补"。此之谓也。

诸经之井,皆在手足指梢肌肉浅薄之处,气少不足使为补泻也。故设当刺井者,只泻其荣,以井为木,荣为火,火者木之子也。详越人此说,专为泻井者言也。若当补井,则必补其合。故引经言"补者不可以为泻,泻者不可以为补",各有攸当也。补泻反则病益笃,而有实实虚虚之患,可不谨欤!

七十四难曰：经言春刺井，夏刺荥，季夏刺俞，秋刺经，冬刺合者，何谓也？然，春刺井者，邪在肝；夏刺荥者，邪在心；季夏刺输者，邪在脾；秋刺经者，邪在肺；冬刺合者，邪在肾。

荥输之系四时者，以其邪各有所在也。

其肝、心、脾、肺、肾，而系于春、夏、秋、冬者，何也？然，五脏一病，辄有五也。假令肝病，色青者肝也，臊臭者肝也，喜酸者肝也，喜呼者肝也，喜泣者肝也。其病众多，不可尽言也。四时有数，而并系于春、夏、秋、冬也。针之要妙，在于秋毫者也。

五脏一病，不止于五，其病尤众多也。虽其众多，而四时有数，而并系于春夏、秋、冬，及井、荥、输、经、合之属也，用针者必精察之。

详此篇文义，似有缺误。今且依此解之，以俟知者。

七十五难曰：经言东方实，西方虚，泻南方，补北方①，何谓也？然，金木水火土，当更相平。东方木②也，西方金也。木欲实，金当平之；火欲实，水当平之；土欲实，木当平之；金欲实，火当平之；水欲实，土当平之。东方肝也，则知肝实；西方肺也，则知肺虚。泻南方火，补北方水。南方火，火者木之子也；北方水，水者木之母也，水胜火。子能令母实，母能令子虚，故泻火补水，欲令金不得平木也。经曰不能治其虚，何问其余？此之谓也有图。

金不得平木，"不"字疑衍。

东方实，西方虚，泻南方，补北方者，木金火水欲更相平也。木火土金水之欲实，五行之贪胜而务权也。金水木火土之相平，以五行所胜而制其③贪也。经曰：一脏不平，所胜平之。东方肝也，西方肺也，东方实则知西方虚矣。若西方不虚，则东方安得而过于实邪？或泻或补，要亦抑其甚而济其不足，损过就中之道也。水能胜火，子能令母实，母能令子虚。泻南方火者，夺子之气，使

---

① 北方：原为"比衣"，据文义改。
② 木：原为"土"，据上、下文义改。
③ 其：原为"地"，据医理改。

食母之有余；补北方水者，益子之气，使不食于母也。如此则过者退而抑者进，金得平其木，而东西二方，无复偏胜偏亏之患矣。越人之意，大抵谓东方过于实，而西方之气不足，故泻火以抑其木①，补水以济其金，是乃使金得与水相停，故曰欲令金得平木也。若曰欲令金不得平木，则前后文义窒碍，竟说不通。使肝木不过，肺不虚，复泻火补水，不几于实实虚虚耶？八十一难文义，正与此互相发明。九峰蔡氏谓，水火金木土谷，惟修取相胜，以泄其过，其意亦同。故结句云不能治其虚，何问其余？盖为知常而不知变者之戒也。此篇大意，在肝实肺虚，泻火补水上。

或问，子能令母实，母能令子虚，当泻火补土为是。盖子有余则不食母之气，母不足则不能荫其子。泻南方火，乃夺子之气，使食母之有余。补中央土，则益母之气，使得以荫其子也。今乃泻火补水，何欤？曰：此越人之妙，一举而两得之者也。且泻火，一则以夺木之气，一则以去金之克。补水，一则以益金之气，一则以制火之光。若补土，则一于助金而已，不可施于两用。此所以不补土而补水也。或又问②：母能令子实，子能令母虚，五行之道他。今越人乃谓子能令母实，母能令子虚，何哉？曰：是各有其说也。母能令子实，子能令母虚者，五行之生化，子能令母实，母能令子虚者，针家之予夺，固不相俟也。

四明陈氏曰：仲景云木行乘金，名曰横。《内经》曰：气有余则制己所胜，而侮所不胜。木实金虚，是木横而凌金，侮所不胜也。木实本以金平之，然以其气正强而横，金平之则两不相伏而战。战则实者亦伤，虚者亦败。金虚，本资气于土，然其时土亦受制，未足以资之，故取水为金之子，又为木之母，于是泻火补水，使水胜火，则火馁而取气于木，木乃减而不复实，水为木母，此母能令子虚也。木既不实，其气乃平，平则金免木凌，而不复虚，水为金子，此子能令母实也。所谓金不得平木，不得径以金平其木，必泻火补水，而旁治之，使木金之气，自然两平耳。今按陈氏此说，亦自有理。但为"不"之一字所缠，未免牵强费词。不若直以"不"字为衍文尔。观八十一篇中，当知金平木一语可见矣。

---

① 木：原为"水"，据医理改。
② 问：原为"间"，据文义改。

七十六难曰：何谓补泻？当补之时，何所取气？当泻之时，何所置气？然，当补之时，从卫取气；当泻之时，从荣置气。其阳气不足，阴气有余，当先补其阳，而后泻其阴；阴气不足，阳气有余，当先补其阴，而后泻其阳。荣卫通行，此其要也。

《灵枢·卫气》第五十二篇曰："浮气之不循经者为卫气，其精气之行于经者为荣气。"盖补则取浮气之不循经者，以补虚处，泻则从荣置其气而不用也。置，犹弃置之置。然人之病，虚实不一，补泻之道，亦非一也。是以阳气不足而阴气有余，则先补阳而后泻阴以和之；阴气不足而阳气有余，则先补阴而后泻阳以和之。如此则荣卫自然通行矣。补泻法见下篇。

七十七难曰：经言"上工治未病，中工治已病"者，何谓也？然，所谓治未病者，见肝之病，则知肝当传之于脾，故先实其脾气，无令得受肝之邪，故曰治未病焉。中工者，见肝之病，不晓相传，但一心治肝，故曰治已病也。

见肝之病，先实其脾，使邪无所入，治未病也，是为上工。见肝之病，一心治肝，治已病也，是为中工。《灵枢·逆顺》第五十五篇曰："上工刺其未生者也，其次刺其未盛者也，其次刺其已衰者也。下工刺其方袭者也，与其形之盛者也，与其病之与脉相逆者也。故曰：方其盛也，勿敢毁伤，刺其已衰，事必大昌。故曰：上工治未病，不治已病。此之谓也。"

七十八难曰：针有补泻，何谓也？然，补泻之法，非必呼吸出内针①也。知为针者信其左，不知为针者信其右②。当刺之时，先以左手厌按③所针荣输之处，弹而努之，爪而下之，其气之来，如动脉之状，顺针而刺之。得气，因推而内之④是谓补，动而伸之⑤是谓泻。不得气，乃与男外女内。不得气，是谓十死不治也。

---

① 出内针：出针、进针。
② 知为针者信其左，不知为针者信其右：强调左手的作用。窦汉卿《标幽赋》云："左手重而多按，欲令气散；右手轻而徐入，不痛之因。"左右手要配合应用。
③ 厌按：压按。
④ 推而内之：向下插针，重插。
⑤ 动而伸之：向上提针，重提。

弹而努之，鼓勇之也。努，读若怒。爪而下之，掐之稍重。皆欲致其气之至也。气至指下，如动脉之状，乃乘其至而刺之。顺，犹循也，乘也。停针待气，气至针动，是得气也。因推针而内之，是谓补。动针而伸之，是谓泻。此越人心法，非呼吸出内者也，是固然也。若停针候气，久而不至，乃与男子则浅其针而候之卫气之分，女子则深其针而候之荣气之分如此而又不得气，是谓其病终不可治也。篇中前后二"气"字不同，不可不辨。前言气之来如动脉状，未刺之前，左手所候之气也；后言得气不得气，针下所候之气也。此自两节。周仲立乃云：凡候气，左手宜略重之。候之不得，乃与男则少轻其手，于卫气之分以候之；女则重其手，于荣气之分以候之。如此则既无前后之分，又昧停针待气之道，尚何所据为补泻耶？

七十九难曰：经言迎而夺之，安得无虚？随而济之，安得无实？虚之与实，若得若失；实之与虚，若有若无。何谓也？

出《灵枢·九针十二原》第一篇。得，求而获也。失，纵也，遗也。其《灵枢·本输》第二篇曰：言实与虚，若有若无者，谓实者有气，虚者无气也。言虚与实，若得若失者，谓补者必然若有得也，泻者恍然若有失也。即第一篇之义。

然迎而夺之者，泻其子也；随而济之者，补其母也。假令心病，泻手心主输①，是谓迎而夺之者也；补手心主井②，是谓随而济之者也。

迎而夺之者，泻也。随而济之者，补也。假令心病，心，火也，土为火③之子。手心主之输，大陵也。实则泻之，是迎而夺之也。木者，火之母。手心主之井，中冲也。虚则补之，是随而济之也。迎者迎于前，随者随其后。此假心为例，而补泻则云手心主，即《灵枢》所谓少阴无俞者也。当与六十六难并观。

所谓实之与虚者，牢濡之意也。气来实牢者为得，濡虚者为失，故曰若得若失也。

气来实牢濡虚，以随济迎夺而为得失也。前云虚之与实，若得若失；实之与虚，若有若无。此言实之与虚，若得若失。盖得失有无，义实相同，互举之省

---

① 手心主输：大陵穴。
② 手心主井：曲泽穴。
③ 土为火：原为"主为大"，据文义改。

文尔。

八十难曰：经言"有见如入，有见如出"者，何谓也？然，所谓有见如入者，谓左手见气来至，乃内针；针入，见气尽乃出针，是谓"有见如入，有见如出"也。

所谓有见如入下，当欠"有见如出"四字。如，读若而①。《孟子》书：望道而未之见。而，读若如。盖通用也。

有见而入出者，谓左手按穴，待气来至乃下针，针入，候其气应尽而出针也。

八十一难曰：经言"无实实虚虚，损不足而益有余"，是寸口脉耶？将病自有虚实耶？其损益奈何？然，是病非谓寸口脉也，谓病自有虚实也。假令肝实而肺②虚，肝者木也，肺者金也，金木当更相平，当知金平木。假令实而肝虚，微少气，用针不补其肝，而反重实其肺，故曰"实实虚虚，损不足而益有余"。此者中工之所害也。

"是病"二字，非误即衍。肝实肺虚，金当平木，如七十五难之说。若肺实肝虚，则当抑金而扶木也。用针者乃不补其肝，而反重实其肺，此所谓实其实而虚其虚，损不足而益有余，杀人必矣。中工，中常之工，犹云粗工也。

按《难经》八十一篇，篇辞甚简，然而荣卫度数，尺寸位置，阴阳王相，脏腑内外，脉法病能，经络流注，针刺穴腧，莫不该尽。而此篇尤创艾切切，盖不独为用针者之戒，凡为治者皆所当戒，又纳笔之微意也。吁呼！越人当先秦战国时，与《内经·灵枢》之出不远，必有得以口授面命，传闻晔晔者，故其见之明而言之详，不但如史家所载长桑君之遇也。邵氏③乃谓：经之当难者，未必止此八十一条。噫！犹有望于后人欤！

《难经本义》下卷毕

---

① 如，读若而：滑寿此认识极其到位，很有见地。
② 肺：原为"肝"，据周氏医学丛书本改。
③ 氏：原为"肌"，据周氏医学丛书本改。